死ぬまで噛んで食べる

誤嚥性肺炎を防ぐ12の鉄則

五島朋幸

光文社新書

はじめに　あなたは「死ぬまで噛んで食べたい」ですか？
——訪問歯科診療23年間で見たこと

死ぬまで口で、噛んで食べる。

簡単そうに見えて、実はけっこう難しいことです。

私は訪問歯科診療がまだ一般的でなかった（今でも一般的とは言えませんが）１９９７年から、患者さんの家にうかがって口を診てきました。

そこで見たのは、入れ歯を外され、噛まずに食べられるものだけを食べている、多くの高齢者でした。まだ介護保険も始まっていなかった当時、口の中に関心を向ける人はなく、「歯がないんだから、いいだろう」と、放りっぱなし。便の臭いかと思ったら口臭だった、なんてことすらありました。

その後、「口腔《こうくう》ケア」という概念が登場して、口に関心が向けられるようになりましたが、状況がよくなったかといえば、そうとも言えません。入院すると入れ歯を外されてしまい、退院して家に帰ってもそのままという人が、相変わらず大勢いたのです。

しかも、2000年頃から胃ろうが普及し始めたため、「誤嚥性《ごえんせい》肺炎」を起こして禁飲食になり、「一生口から食べてはダメ」と宣告されて、胃ろうを造設して帰宅する人が増えたのです。

後ほど詳しく述べますが、誤嚥性肺炎とは、唾液や胃液などが誤って気管に入ってしまい、唾液に含まれる細菌や胃酸などによって、肺が炎症を起こした状態です。健常者ならば、多少誤嚥しても肺炎を起こすことはほぼありませんが、免疫力の落ちている人や高齢者は肺炎を発症し、亡くなる危険性もあります。

口から食べようとして誤嚥し、肺炎になって死んではまずいからと、安易に胃ろうを造設され（私は胃ろう反対派ではありませんが、誤った使用のされ方をしている胃ろうには反対です）、口から食べないのだからと、またしても放りっぱなし。口を開けてもらったら、中に黒い膜が張っていてパリッと裂けた、なんてこともありました。

しかし、飲み込む力が残っていれば、再び口で噛んで食べることは可能です。

入れ歯が合わなくなっている人や歯がない人には、入れ歯を調整したり新たに作ったりすればいい。舌がうまく動かなかったり、唾液がよく出なかったりしたら、訓練をしてみればいい。必要なカロリーをすべて口から摂れなくても、胃ろうをうまく使って体力を上げながら、噛んで食べる量を増やしていけばいい。

あきらめなくてもいいのです。

ただ、できることならそうなる前に、予防できればもっといい。死ぬまで噛んで食べられる口でいられれば、もっといいと思いませんか？

そして、あなたやあなたの家族に、噛んで食べられなくなりそうな兆候があったら、それに気づいて対策を立てることができれば。

本書ではまず、死ぬまで噛んで食べられる口とはどのような口なのか、どうすれば死ぬまで噛んで食べられる口でいられるのかを、みなさんと一緒に考えていきます。おそらく、これまで何気なくやっていたこと、常識だと思っていたことが実はダメだった、なんてことがあるのではないかと思います。

さらに、食べることには歯や舌、唾液、飲み込む力といった口の機能だけでなく、姿勢や環境、栄養や薬、道具など、さまざまな要素が関わっています。これらを無視しては、死ぬまで噛んで食べることは実現できませんから、これらについても詳しく見ていきます。

とはいえ、私はそれらすべての専門家ではありませんから、ここはそれぞれの専門家の方々に語ってもらいます。

また、私がなぜそのような専門家たちと協働するようになったのか、そのために立ち上げた「新宿食支援研究会」とはいったい何か、などについても述べます。

そして最後に、口の衰えの兆候に気づくポイントや、口の機能の上げ方、いざというときの専門職とのつながり方など、死ぬまで噛んで食べるために今日からできることを、簡潔にまとめておきます。

時折データも入っていますが、数値を覚えていただく必要はありません。大事なのは理論を覚えることではなく、行動することだからです。「なるほどね」と本を閉じて終わりではなく、実践していただきたいのです。

そこで冒頭（第1章）に、死ぬまで噛んで食べるために大事な行動を、「12の鉄則」として掲げておきました。ほとんどは簡単な、すぐにできることですから、ぜひやってみていただきたいと思います。

では、前置きはこれくらいにして、本編に入ることにいたしましょう。本書がみなさんと、みなさんの大切な人の、「死ぬまで噛んで食べる」を実現する一助となることを願って。

なお、本書で取り上げた事例はすべて事実に基づいていますが、人物を特定できないように属性を変えたり、複数の事例を一つにまとめたりしてあることを、あらかじめお断りしておきます。

死ぬまで噛んで食べる　目次

構成・佐々木とく子

第1章　「死ぬまで噛んで食べる」ための12の鉄則

1　口の渇き、むせ、食べこぼしを見逃すな！

死ぬまで噛んで食べるには、口の機能が良好に保たれていること、言い換えれば口がしっかり働くことが大事です。

入れ歯でもいいのですが、十分な数の歯があって、よく噛めること。舌がなめらかに動き、唾液もたっぷり出て、噛み砕いた食べ物を「食《しょっ》塊《かい》」という塊にまとめられること。飲み込もうとすると、瞬時に気道に蓋《ふた》がされて、食塊をスムーズに食道に送り込めること。

噛んで食べるには、このような口の機能がしっかりと調和しながら働く必要があります。

ところが年齢を重ねるにつれて（多くの人は40歳ぐらいから）、体の機能が徐々に衰えるのと同様に、口の機能も徐々に衰えていきます。それに気づかずにいると、やがては噛んで食べることが難しくなってしまうのです。

したがって、まずは口の機能低下の兆候に、いち早く気づくことが大事です。主な兆候には、以下のようなものがあります。

・口が渇く
・口が臭う
・むせる
・食べこぼす
・滑舌《かつぜつ》が悪くなった（うまくしゃべれない）
・硬いものが噛めない

・以前よりも食事に時間がかかるようになった

一つでも当てはまることがあれば、口の機能が衰えかけている証拠。「オーラルフレイル（口の虚弱）」という状態です。

オーラルフレイルを放っておくと、噛んで食べることが難しくなり、栄養バランスが崩れたり低栄養になったりして、やがて本格的な「フレイル（虚弱）」を招きます。

フレイルとは全身的な虚弱状態です。オーラルフレイルの段階で気づけばいいのですが、気づかずにいると、以下のような負のスパイラルに入り込んでしまいます。

「しっかり噛んで食べられない（オーラルフレイル）」→「栄養が偏る・不足する」→「体力低下・疲れるから外に出たくない（フレイル）」→「外に出て動かないから食欲がわかない・人と接しないから意欲が湧かない」→「食欲・意欲がないからますます食べない」→「食べないから栄養状態がさらに悪化」→「栄養が足りないから筋力低下」→「噛むのも歩くのも大変」→「食べられない・外出できない」→「寝たきり」

これを食い止めるには、口の渇きやむせなどの兆候に気づいた段階で、手を打つことが大事です。

では、どうすればいいでしょうか？

最も簡単、かつ効果的な方法は、意識的に「よく噛んで食べること」です。根菜など噛みごたえのあるものを、しっかり噛んで食べる。肉や魚、大豆製品などのタンパク質も十分に摂る。そして好きな物を食べる。

よく噛めば、唾液もたくさん出て口の渇きも治りますし、栄養を摂って動かすことで口の機能も回復していきます。体の機能を保つには栄養と運動が大事なように、口の機能を保つにも栄養と運動、すなわちよく噛んで食べることが大事なのです。

もちろん、まだ兆候がない人も、よく噛んで食べることを意識して続ければ、口の機能をずっといい状態に保てます。

このほか、機能を上げるための口の運動やマッサージなどもありますが、それらについては**第4章**で述べます。

2

歯磨き「食後すぐ3回」はNG!

死ぬまで噛んで食べるために、口の機能を良好に保つことと並んで大事なのが、口の中を清潔にしておくことです。というのは、**中高年になれば誰でも「誤嚥」が増えるからです。**

誤嚥とは、本来ならば口から食道を経て胃へ送られるべき唾液などが、誤って気管の方に入ってしまうことです。このとき口の中が汚いと、唾液に細菌がたくさん含まれているため、気管から肺に入った細菌によって肺炎を起こしやすいのです。

このようにして起こる肺炎を「**誤嚥性肺炎**」と呼びますが、肺炎は死に至る危険性があるため、原因が誤嚥だとわかると、禁飲食、すなわち口から食べたり飲んだりしてはダメと、診断されてしまうことがしばしばあります。

そうして噛んで食べずにいると、口の機能が衰え、さらに誤嚥しやすくなって、一生禁飲食になってしまうことも稀《まれ》ではありません。

しかも、肺炎で入院した人のうち誤嚥性肺炎の人の割合は、**50代ですら約2割、60代ともなれば約5割を占めます。**それ以上の年代になると、ほとんどの人が誤嚥性肺炎と言ってもいいほどなのです。

私としては、これまでの経験から、本当に禁飲食しなければならない人はごくわずかだと考えていますが、現実に誤嚥性肺炎を起こして禁飲食と診断される人が大勢いる以上、予防を心がけることが重要です。


それには、**誤嚥しても肺炎にならないように細菌を減らす、すなわち口の中を清潔にしておくことが大事です**。そして、口の中を清潔に保つために大事なのは、唾液をたっぷり出すことと、歯磨きです。

唾液には殺菌作用があるため、唾液がきちんと出ていれば細菌の数は低く保たれますが、唾液が少ないと口の中の細菌が増えます。したがって、よく噛んで食べて唾液をしっかり出すのが、口中を清潔に保つためには効果的。

もう一つの歯磨きは、「ちゃんとやっているよ」という人が多いと思いますが、実は多くの日本人が行っている「１日３回、食後すぐ磨く」は、誤嚥性肺炎の予防策としてはＮＧです。食後すぐは、口の中がとてもきれいな状態だからです。

食事をすると唾液がたくさん出て、唾液の殺菌作用で口中がきれいになりますし、食物や唾液と一緒に口中の細菌も飲み込みます。そのため食後すぐの口の中は細菌が少なく、きれいなのです。

では逆に、細菌が多いのはいつでしょうか？　そう、朝です。寝ている間は何も食べず、唾液の分泌も少ないため、口の中では夜の間中ずっと、細菌が増え続けているのです。朝は、朝食を摂ってから歯磨きをする人が多いと思いますが、これだと大量の細菌を食事とともに飲み込んでしまいますし、誤嚥したらそれこそ大変です。

したがって、**歯磨きのタイミングは、朝起きてすぐ。そして、寝る前**。この２回が必須です。なぜ寝る前にも歯磨きが必要かというと、細菌を減らしてから寝ることで、寝ている間の増殖を抑えるため。そして、寝ている間の誤嚥による肺炎発症を予防するためです。

実は、誤嚥が起こるのは起きている間だけではありません。危険なのはむしろ寝ている間で、無意識のうちに唾液を誤嚥していることが多いのです。

先ほど出てきた兆候「むせる」は、誤嚥したものを気管から排出するための反応であり、誤嚥したことの証拠でもありますが、むせて異物を出せる場合はまだいいのです。寝ている間は誤嚥しても気づかないことが多いため、口中の細菌をできる限り減らしておかないと危険なのです。

ところで、しばらく前から、歯磨きを食後すぐするべきか、20～30分経ってからするべきかという議論がされています。テレビや週刊誌などでも紹介されていますから、ご存知の方も多いでしょう。

「食後すぐがいい」という人たちは、虫歯の原因になる食べカスは一刻も早く除去した方がいいという意味で、食後すぐがいいと主張しているようです。

「食後20～30分経ってからの方がいい」という人たちは、飲食物に含まれる酸によって歯の表面が溶けるため、その状態で磨くと歯へのダメージが大きい。20～30分経って、唾液に含まれるカルシウムなどによって、歯の表面の修復作用が進んでから磨く方がいい、ということのようです。

私としては、口中の細菌の状態からして、食後すぐ磨く必要はないと考えていますから、食後20～30分派に属するのかもしれません。

ただし、食後すぐに磨く習慣のある人は、それでもかまわないと思っています。食後に磨かないよりは、磨いた方がいいからです。また、子どもの歯はエナメル質が薄いなど、大人の歯と異なる特徴があるため、子どもは食後すぐ磨いた方がいいでしょう。

いずれにせよポイントは、**朝起きてすぐと寝る前の歯磨きを必ずすること。**

食後の歯磨きは、慌ててする必要はありません。死ぬまで噛んで食べるために大事なことは、誤嚥しても肺炎を発症しないように、口の中の細菌をできるだけ減らすことなのです。

3　ペットボトル飲料をダラダラ飲むな！

死ぬまで噛んで食べるには、もちろん歯も大事です。入れ歯でも、きちんと合ったものであれば問題ありませんが、自分の歯で噛めればそれに越したことはありません。どうしても、噛んだときの微妙な感覚が異なるからです。

歯を失う2大原因は虫歯と歯周病ですから、これらを予防することが、自分の歯を残すことにつながります。

そこで、質問です。あなたは、虫歯や歯周病の予防には、何がいちばん大事だと思いますか？

「歯磨き」と、思った方が多いのではないでしょうか。

残念ながら、そう答えた人は不正解です。いくら歯磨きをしても、それだけで虫歯や歯周病は防げません。

では、２問目です。あなたは、デスクの上にペットボトル飲料や、スクリューキャップのボトル缶コーヒーを置いて、ときどき飲みながら仕事をしていませんか？

「イエス」と答えた人は、残念ながら虫歯や歯周病になる可能性が高いので、要注意です。

虫歯や歯周病は、細菌が酸を出して歯を溶かしたり、毒素を出して歯茎に炎症を起こさせたりすることで生じます。

ただし、口の中には善玉菌・悪玉菌合わせて３００～５００種類の細菌が棲《す》み着いていると言われていますが、それだけで虫歯や歯周病になるわけではありません。細菌が増殖して集まり、プラーク（歯垢《しこう》）を形成することで、歯や歯茎にダメージを与えるようになるのです。

プラークとは、細菌が集まってできたネバネバした塊で、歯の表面や歯と歯茎の間などに付着します。プラークの中には、１０００分の１グラム中に１億個とも10億個とも言われる細菌が棲んでいて、虫歯菌や歯周病菌のような悪玉菌もたくさんいます。

　虫歯は、プラークが歯に付着して、その中の虫歯菌が食べ物の糖分をもとに酸を作り、その酸が歯を溶かすことで生じます。ただし、一旦歯の表面が溶け出しても、唾液に含まれるカルシウムが徐々に取り込まれて、歯は元に戻ります。この修復作用を「**再石灰化**」と呼びますが、飲食と飲食の間に十分な時間がないと、再石灰化が追いつかないうちにまた歯が溶け出して、虫歯になってしまいます。

　歯周病は、プラークが歯と歯茎の間に付着して、歯周病菌が出した毒素で歯茎が炎症を起こすことから始まります。進行すると歯と歯茎の間に隙間（歯周ポケット）ができ、徐々に深くなっていきます。プラークが歯周ポケットに侵入すると、根の方へ向かって歯が破壊されていき、膿《うみ》や血が出て歯がグラグラになり、最終的には顎《あご》の骨が溶けて、歯が抜けてしまいます。

　このように、**虫歯も歯周病もその発端は細菌が増殖してプラークを形成すること**ですから、まずは細菌の増殖を抑えることが先決なのです。そのためには、プラークができないように、細菌の餌となる糖分を供給しないことが重要です。

つまり、食後に歯磨きをしても、糖分の含まれた飲料をダラダラ飲みしていたのでは、虫歯や歯周病は防げないということ。スクリューキャップの飲料は、必要なときに必要なだけ飲めて便利なのですが、歯にとっては災難だと言わざるを得ないのです。

ただし、すべての飲料がダメというわけではありません。水は大丈夫です。

「え、水だけなの？　緑茶とか、砂糖もミルクも入っていないコーヒーとか紅茶なら、いいのでは」と、思われたかもしれませんね。

ところが、これらもお勧めできません。というのは、カフェインが含まれているからです。カフェインには血管を収縮させる作用があるため、唾液の分泌が抑えられたり、歯茎の血行が悪くなったりします。これらも、虫歯や歯周病の大きな原因の一つなのです。

もちろん、ジュースでも甘酒でも、一度に飲む分には大丈夫。歯や歯茎にとってよくないのは、**間食をやたらにしたり、ダラダラ飲みをしたりすること**なのです。

歯科医院でいつも言われることは「しっかり歯を磨いてください」ですし、テレビでも「歯周病予防には、この歯磨き！」といったＣＭが頻繁に流れます。

そのため、歯磨きさえしっかりすれば、虫歯や歯周病は防げると思っている人が多いのですが、ことはそう単純ではありません。虫歯や歯周病は生活習慣病であり、全身の状態が関わっているからです。

たとえば、低栄養などで免疫力が低下している人は、細菌に弱く、虫歯や歯周病を発症しやすくなります。糖尿病の人は、唾液が出にくいため、やはり虫歯や歯周病を発症しやすくなります。ストレスが強いと、唾液が出にくくなったり、歯ぎしりがひどくなって、歯や歯茎に物理的な負担がかかったりします。喫煙する人は、ニコチンによって血管が収縮し、歯茎の血行が悪くなります。同様に、ペットボトル飲料やボトル缶コーヒーをダラダラ飲むことも、一つの生活習慣です。

自分の歯をできるだけ温存して、死ぬまで噛んで食べるには、生活習慣を見直すことが大事。まずは、ペットボトル飲料のダラダラ飲みをやめましょう。

4　インプラントより入れ歯！

虫歯や歯周病、あるいは事故など、何らかの事情で自分の歯を失った場合、噛み合わせに支障がなければそのままにすることもありますが、たいていは何らかの方法で新たな歯を入れます。

歯の根っこがいい状態で残っていれば、自分の歯根に人工の歯を差し込む「差し歯」が可能です。この差し歯を「インプラント」と勘違いしている人が時折いますが、インプラントは歯根を抜いて、顎の骨に金属製の歯根を埋め込み、その上に人工歯を取り付けたものです。したがって、自分の歯根を生かす差し歯とは、まったく異なる治療法です。

歯根がもろかったり割れていたりして、差し歯に耐えられない状態のときは、「ブリッジ」を入れます。ブリッジとは、文字通り〝橋〟を架けるように、両側（または片側）の歯を支柱にして、失った歯の上に人工歯を架ける方法です。

ブリッジは、支柱となる歯に接着してしまうため取り外しができませんが、取り外しのできる「部分入れ歯」にすることも可能です。歯を大量に失って噛み合わせがない場合や、歯がまったくない場合には、「総入れ歯」などを入れます。

このように、歯を失っても、失った度合いに応じて補う方法があるのですが、近頃はインプラントを入れる人が増えています。見た目がきれい、機能的に自分の歯に近いといったことが大きな理由であり、確かにそれらはメリットなのですが、私はお勧めしません。インプラントは保険がきかず高いからではなく、死ぬまで噛んで食べるには、インプラントよりも入れ歯の方が優れていると思うからです。

「今、機能的に自分の歯に近いと言ったじゃないか。だったら、インプラントの方が優れているんじゃないの？」と、思われたかもしれませんね。

確かに、健康なときにはインプラントはいいと思います。しかし、人は必ず年を取ります。加齢とともに、インプラントの周囲の歯茎や、インプラントを埋め込んだ顎の骨も、衰えていきます。高血圧や糖尿病などや、あるいは薬の影響によって、歯茎や骨の状態が悪くなることもあります。**インプラント自体は堅牢《けんろう》でも、その土台となる骨や周囲の歯茎は衰え、その影響で不具合が起こることがある**のです。

また、インプラントは日常の手入れがかなり面倒です。自分の歯の場合は、歯茎が歯にぴったりくっついていて、細菌などが容易に入り込めないようになっています。ところがインプラントにはそのような構造がないため、細菌が容易にインプラントと粘膜の間に入ってしまうのです。

したがって、専用の歯ブラシなどを使って念入りに歯磨きをしないといけませんし、定期的に歯科医院に行ってメンテナンスしてもらう必要もあります。

これを怠ると「インプラント周囲粘膜炎」になり、さらに進行すると、歯周病と同様に顎の骨が溶ける「インプラント周囲炎」になって、インプラントを抜かなければならなくなります。

しかし、高齢になったり認知症になったりしたとき、毎日の入念な手入れができるでしょうか？　しかも**インプラントを抜く際には外科手術**ですから、歯科医院では対処できない場合もあり、その場合は口腔外科のあるような大きな病院に行かなければなりません。寝たきりになったりしたら、いったいどうなるのでしょうか。

もちろん、差し歯やブリッジでも、入れ歯でも自分の歯でも、歯茎が炎症を起こして治療しなければいけない、歯周病になって抜かなければいけない、といったことは起こります。とはいえこれらの場合は、歯科医院でならばもちろん対処可能ですし、寝たきりになったり認知症になったりして歯科医院に行けない場合は、訪問歯科診療も可能です。大掛かりな装置が必要ないためで、私のような訪問歯科医を家に呼んで、治療したり入れ歯の調整をしたりしてもらえばいい。そうすればまた、噛んで食べられるようになるのです。

ただし、ここに記したことは、あくまでも可能性です。インプラントでトラブルなく、死ぬまで噛んで食べられる人もいます。唾液の出が少ないために、入れ歯を入れると痛みがあり、インプラントの方が適している人もいます。死ぬまで噛んで食べるための選択は人それぞれです。

ですが、私としては、ほかの方法が採れるのであれば、インプラントにする前に、まずはそちらを試してみることをお勧めします。最も保存的な方法から試してみること、手をかけすぎないことが、あとあとのケアを楽にしてくれるのです。

5　舌を鍛えろ！

死ぬまで〝噛んで〟食べるというと、歯にばかり目が行きがちですが、実は噛んで食べるためには、舌がとても大きな役割を果たしています。舌がなければ、歯があってもものを食べることはできないのです。ものを食べるときに舌がどのように働いているかを、順を追って見ていきましょう。

まず、食べ物は舌が受け取ります。箸やスプーンなどから受け取ることもありますし、ソフトクリームを食べるときのように、舌が自ら食べ物を舐《な》め取ることもあります。

次に舌は、口に入ったものを調べます。形や大きさ、柔らかさ、味などを感知して、飲み込んではいけないものを選《よ》り分け、口の外へと送り出します。魚の骨やスイカの種を吐き出せるのは、舌の敏感さと器用さゆえなのです。そして、柔らかいものであれば、舌はこれを押しつぶして飲み込める大きさにします。

一方、舌が食べ物を感知すると、唾液の分泌が促されます。**噛むときは、舌が食べ物を前後左右に移動させて噛める位置へ送り、唾液と混ぜて食べ物の塊「食塊」を作ります。**もしも舌がうまく動かないと、食べ物を歯と歯の間に移動させることができないため、1回噛んだらそれで終わり。唾液と混ぜることもできないため、食べ物はいつまでたってもバラバラな大きなカケラのままで、飲み込める状態、すなわち食塊になりません。

食塊ができると、舌が上顎に向かって押し上がり、食塊を喉の入り口へ送ります。このとき、舌の動きと連動して「喉頭蓋《こうとうがい》」という蓋が気道を塞《ふさ》ぎ、代わりに食道の入り口が開きます。そして、食塊が食道へと送り込まれるのです。

このように、「噛んで食べる」ことの全工程に舌は関わっているのですが、**歯に注意を払**

う人は大勢いても、舌に注意を払う人はあまりいません。しかし舌は、歯と違って取り替えることができません。歯は失っても入れ歯にすればまた噛むことができますが、舌はそうはいかないのです。

しかも舌は筋肉でできていますから、体と同様に、使わなかったり年を取ったりすれば衰えていきます。鉄則「１」に登場したオーラルフレイル（口の虚弱）も、その最大の原因は舌の機能低下。「むせる」「食べこぼす」「滑舌が悪くなった」「以前よりも食事に時間がかかるようになった」などは、舌の機能低下が主な原因なのです。

では、舌の機能を良好に保つには、どうすればいいでしょうか？

まずはオーラルフレイル対策と同様に、タンパク質などの栄養をきちんと摂って、よく噛んで食べること。これが重要です。さらに、むせや食べこぼしなどがある人は、**スルメを使って舌を鍛える**といいでしょう。これは実際に、食べるための訓練として、私が患者さんにやってもらっている方法です。

準備するものは、短冊形に切ったスルメだけ。スルメをくわえて、舌で右から左へ、左から右へと動かすのです。このとき、スルメの端を少し口から出して、外から見えるようにしておきます。舌の動きが良好な人は、右から左へも、左から右へも、スムーズにスルメが動きます。あなたは、どうでしょうか？「楽勝だろう」という気がしますよね。ところが案外、スムーズに動かない人が多いのです。

右から左はピュッと動くけれど、逆はうまく動かないとか、小さくは動くけれど大きく動かせないとか、思いの外、難しいのです。

これを、右から左も、左から右もスムーズに動くように、練習してみてください。片側だけうまく動いて、反対側はうまく動かせない人は、食べるときにうまく動く側だけで噛んでいる可能性がありますから、意識して反対側でも噛むようにしてみてください。

舌の訓練には、「パパパパ、タタタタ、カカカカ、ララララ」とできるだけ早く繰り返し言う「パタカラ体操」などもありますが、食べ物を使ってするスルメ訓練の方が実用的だと、私は思っています。

6 猫背で食べるな！

あなたは、どんな姿勢で食べていますか？

私がお昼時によく見かけるのは、スマホ片手に背中を丸めて食べている人たちです。要するに猫背で食べているのですが、死ぬまで噛んで食べるには、これはＮＧ。いちばん誤嚥しやすい姿勢なのです。

ではなぜ、猫背だと誤嚥しやすいのでしょうか？

「食べ物は胃腸に向かって下りていくから、口から腸までがまっすぐな状態、すなわち背筋を伸ばした姿勢が、最も食べ物の移動がスムーズ。猫背だと食道や胃腸が圧迫されて、食べ物が移動しにくい」と思った人は、半分正解です。

その通りなのですが、それだけでなく、猫背と誤嚥にはもう少し複雑な仕組みが絡んでいます。

ものを飲み込むとき、私たちは普通、ほとんどそれを意識しません。厄介なもの、たとえばめちゃくちゃ硬いせんべいとか、やたらに大きな錠剤とかを飲み込むとき以外、特に意識しなくても飲み込めます。

しかしそこには、非常に精妙かつ複雑な仕組みが備わっています。

ものを飲み込むとき、私たちはまず口を閉じ、奥歯を軽く噛み合わせて、顎を固定します。試しに意識しながら水を飲んでいただくと、この動きがよくわかります。次に「軟口蓋《なんこうがい》」という上顎の奥の柔らかいところがせり上がって、鼻から口につながる通路を塞ぎます。こうして口の中が密閉状態になったところで、舌が上顎に向かって上がり、口の中の圧力を高めて、食塊を喉へと送ります。

このとき舌の動きに連動して一瞬早く、「嚥下《えんげ》反射」と呼ばれる反射運動が起こります。舌の下にある「舌骨」という骨が前上方に上がり、それに伴って気管の上部にある「喉頭《こうとう》」という器官も上がり、気管に蓋がされ、食道が開くのです。

ちなみに、喉頭にある軟骨が「喉仏《のどぼとけ》」で、喉仏を触りながら水を飲むと、飲み込む瞬間に上がるのがわかります。

それはともかく、食べ物が気管に入らないようにするには、舌骨が適切に動いて、その後に続く一連の動きを引き出す必要がありますが、これが難しいのです。というのも、舌骨は関節によってつながることなく、まるでブランコのように、複数の筋肉によって宙吊りになっているから。**姿勢の影響で頸《くび》の筋肉が緊張すると、舌骨の動きにも影響が出るのです。**

そこで、猫背です。猫背でスマホを見ると、骨盤が後ろに傾き、背中が丸くなって、頸が

資料1　喉の働き

食べ物が口の中にない時

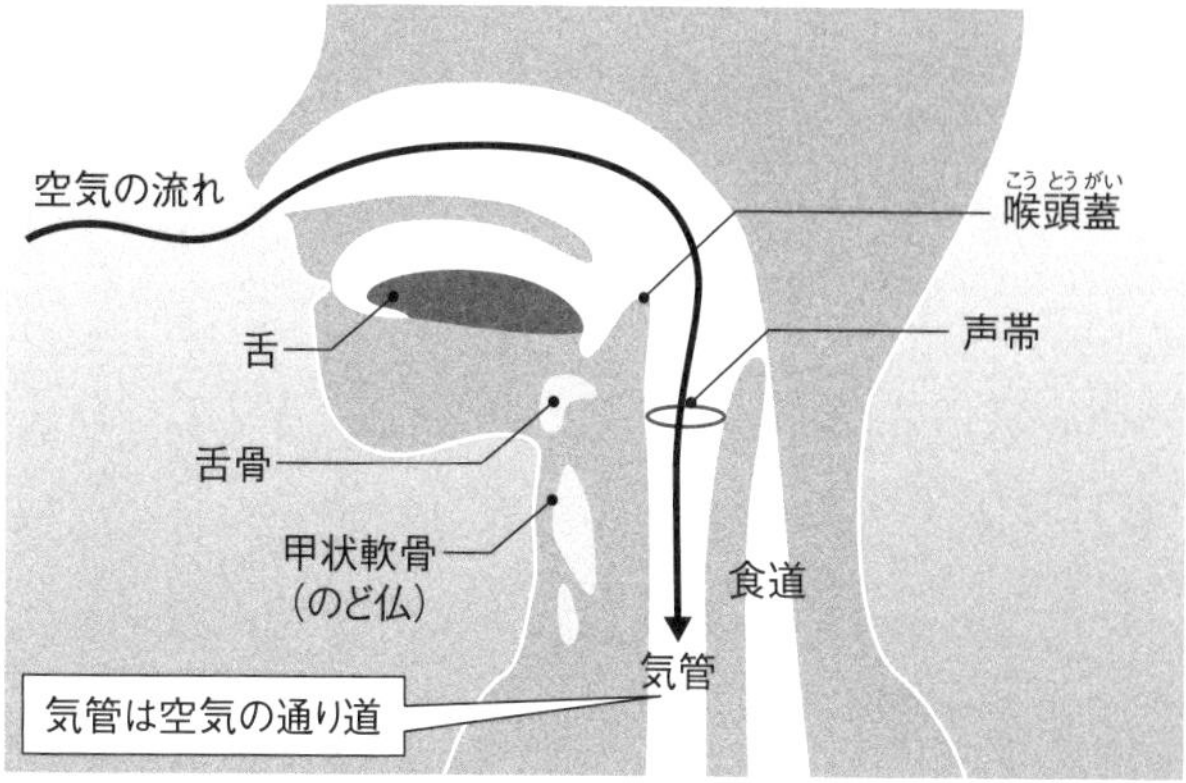

食べ物が口の中に入った時

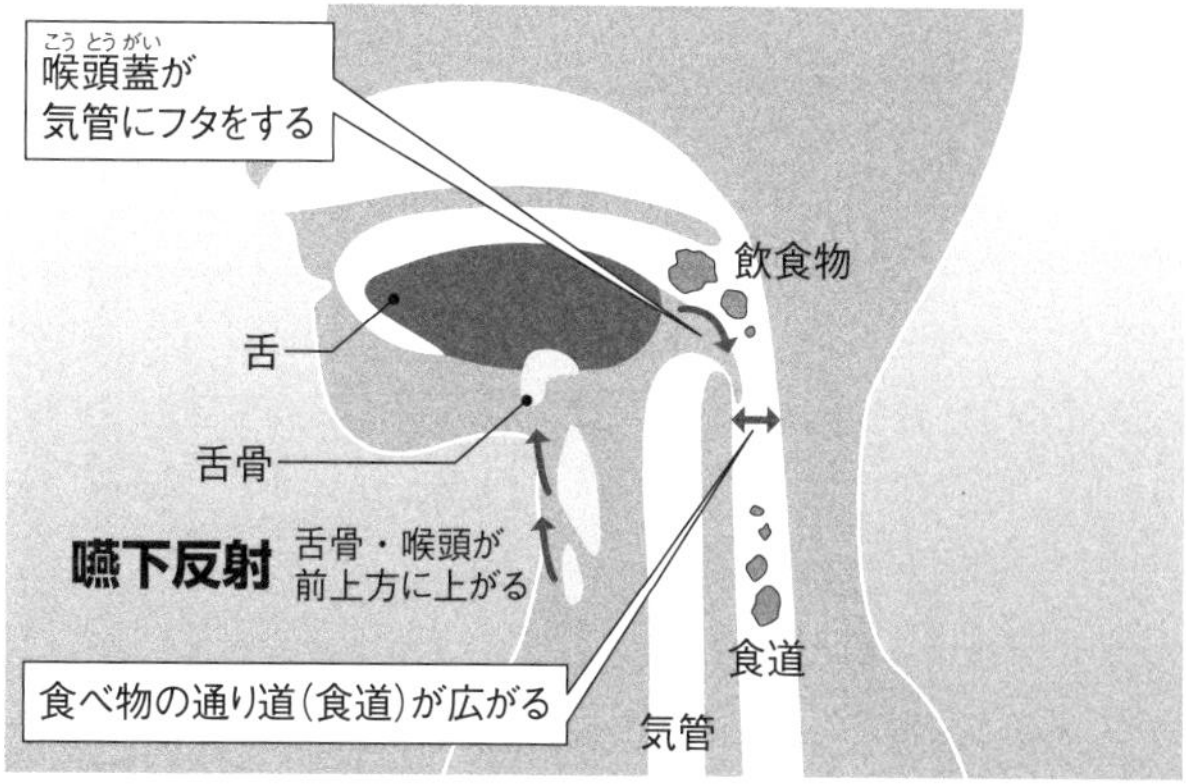

前に伸びます。前に伸びた頸を支えるには、頸がまっすぐ背骨の上にあるときよりも大きな筋力が必要であり、本来は舌骨を動かすために使われる筋肉を、頸を支えるためにも使わざるを得なくなります。すると舌骨がバランスを崩し、気道を塞ぐタイミングが遅れたり、食道が十分に開かなくなったりしてしまうのです。

若くて筋力が十分にあるうちは、猫背でスマホを見ながらでも、むせずにラーメンをすすることができるでしょう。しかし、50代、60代の人が同じことをしたら、むせる人が続出するに違いありません。

もちろん、高齢になればもっと危険です。しかも、ずっと猫背で食べていた人が、高齢になってから急に背筋を伸ばして食べようとしても、ムリなのです。生活習慣を変えられないということもありますが、ずっと猫背でいると、骨がその形に固まってしまうことがあるからです。

だからこそ、まだ柔軟に姿勢を直せるうちに、背筋を伸ばして食事をする習慣をつけていただきたい。それが、死ぬまで噛んで食べることにつながるのです。

7

足をブラブラさせるな！

しっかり噛んで食べるのに適した姿勢を保つには、食べる環境や道具も大事です。たとえば、猫背になってしまうのは、テーブルが低くて、前屈《まえかが》みにならないとうまく食べられないからかもしれません。顎が上がって頸が前に伸びてしまうのは、高い位置にあるテレビを見ながら食べているからかもしれません。あるいは、箸やスプーンがうまく持てなくて、口を器に近づけないと、こぼしてしまうからかもしれません。

誤嚥してむせるのは、必ずしも口の機能や飲み込みに問題があるからとは限らないのです。

私が訪問診療に行ってよく出会うのは、体格にまったく合っていないテーブルと椅子で食事をしているケースです。ちっちゃなおばあちゃんが、胸から上しか出ないようなテーブルで、伸び上がるようにして食べている、なんていうことがあるのです。テーブルの位置が高すぎて顎が上がると、猫背で食べるときと同様に頸が前に伸びて、誤嚥しやすくなります。テーブルが高すぎる場合は椅子も高すぎることが多いのですが、椅子が高すぎると足が床に着かずにブラブラします。足がブラブラしていると体を固定することができず、飲み込みに必要な筋肉が顎を安定させるために使われてしまい、やはり飲み込みがうまくいきません。

もちろん、訪問した家のテーブルや椅子が特別巨大だったというわけではありません。日本ではテーブルや椅子は、おおむね身長１７０センチの人が使ってちょうどいいように作られているそうですから、小柄な人や小児には大きすぎるのです。

子どもの場合は、飲み込む力が強いのでむせることはありませんが、食が細くなったり、自律神経失調症になったりすることがあるそうです。これについては、**第３章**で改めて専門家に述べてもらいます。

要するに、**食事のときにむせるのは、もしかしたらテーブルや椅子などが合っていないせいかもしれない**。死ぬまで噛んで食べるには、食べる環境も見直す必要がある、ということです。

可能ならば、テーブルや椅子の高さを調節する。それができなければ、椅子に座布団を敷いて座面を高くしたり、背中と背もたれの間にクッションを入れて背中を支えたり、足台を置いて足を固定したりする。

ちょっとした工夫で食べ方が変わります。実際に私も、車椅子で食事しようとするとむせて食べられなかった患者さんが、足の下に台を入れて足を踏ん張れるようにしたら、それだけで食べられるようになった、という経験があります。

8　胃薬・風邪薬・マウスウォッシュをやたらに使うな！

胃がムカムカするから、胃薬を飲んでおこう。咳が出る、どうやら風邪をひいたらしいから、風邪薬でも飲むか。今年も花粉の季節がやってきたから、涙と鼻水が止まらなくなる前に、花粉症薬を飲まなくちゃ。食事の後は、マウスウォッシュをして息をキレイにしよう……。日常的に、よくあることですね。あなたにもあると思います。

私たちは、具合が悪くなったときや、具合が悪くなりそうなときに、自分で市販薬を買って飲むことがよくあります。そのこと自体は悪くないのですが、**胃薬や風邪薬といったポピュラーな薬でも、思わぬ副作用が出ることがあります。唾液が出にくくなるのです。**

「風邪薬を飲んだら、口がカラカラに渇いた」といった経験のある人も多いと思いますが、これは薬の持つ「抗コリン作用」のため。抗コリン作用とは、「何かが出るのを抑える作用」

と思ってもらえばよく、胃酸の分泌を抑える、咳を抑える、涙や鼻水を抑える、おしっこを減らすなどが、代表的な作用です。

当然、汗や唾液の分泌も抑えます。そのため、風邪薬を飲んで炎天下で運動をしたりすると、汗が出なくて熱中症になることがあるそうです。

また、医師に処方される処方箋薬にも、唾液が出にくくなるものがたくさんあります。高血圧を抑える降圧剤、睡眠薬、抗不安薬、抗精神病薬など。このような薬は長期にわたって飲むことが多いため、より影響が大きくなります。

いずれにせよ、薬は胃なら胃、鼻なら鼻とピンポイントで効くのが理想ですが、残念ながらそれは非常に難しいことで、なかなか実現できません。胃薬を飲んでも、風邪薬を飲んでも、花粉症薬を飲んでも、降圧剤を飲んでも、睡眠薬を飲んでも、唾液が出にくくなってしまうことがあるのです。

したがって、これらの薬を常用すると、唾液不足によるさまざまな症状が現れることがあります。

まず、虫歯や歯周病が増えます。口中の細菌の数は、唾液の殺菌作用や洗浄作用によって低く保たれていますから、唾液が不足すると細菌が爆発的に増えてしまうのです。唾液による再石灰化もされにくくなるため、飲食物に含まれる酸や細菌が出す酸で歯の表面が溶けると、それを止めることができず、虫歯になりやすくなります。口中の細菌が多ければ、唾液などを誤嚥したとき、肺炎を発症する確率も高くなります。

さらに、潤いがなくなるため、入れ歯を入れると摩擦が多く、痛みを感じます。潤いがなければ飲み込みも悪くなり、パンやクラッカーなど水分の少ないものが食べづらくなります。味をあまり感じないとか、喋りにくいといったことも起こりますし、口臭がきつくなったり、口が粘ついたりもします。

口臭が気になるからといってマウスウォッシュを使うと、余計に口が渇いてしまいます。マウスウォッシュに含まれるアルコールに、水分を奪う働きがあるからです。頻繁にマウスウォッシュを使うと、口が渇いて細菌が増え、口臭が強くなるというパラドックスがあるのです。マウスウォッシュを使いたい人は、アルコールが含まれないタイプもありますから、それを探して使うといいでしょう。

中高年になると薬のお世話になることが増えますし、日本では薬局がたくさんあって、簡単に薬が手に入ります。けれども、薬には作用と同時に必ず副作用がありますから、馴染みの胃薬や風邪薬でも、漫然と使わないことが大事です。

また、薬の副作用は、唾液が出にくくなることだけではありません。それ以外の副作用（あるいは作用）によって、噛んで食べることに支障が出る場合もありますから、注意が必要です。この点については**第3章**で専門家に述べてもらいますが、とりあえずは胃薬、風邪薬、マウスウォッシュを、やたらに使わないように気をつけましょう。

9　柔らかいものばかり食べるな！

長生きする人は肉が好きだとは、よく言われることですが、あなたはこれをどう思いますか？

確かに、２０１７年に１０５歳で亡くなった医師の日野原重明《ひのはらしげあき》先生も、１００歳で親子孫曽孫の4世代滑降を行ったプロスキーヤーの三浦敬三《みうらけいぞう》さん（三浦雄一郎《みうらゆういちろう》さんの父、享年１０１）も、98歳で今なお現役作家の瀬戸内寂聴《せとうちじゃくちょう》さんも、95歳で現役脚本家の橋田壽賀子《はしだすがこ》さんも、肉好きで知られていますから、それは当たっているような気がしますよね。

肉は良質なタンパク質ですから、高齢になっても肉を食べることが健康につながるのは当然ですが、もう一つ、肉には「よく噛まないと食べられない」という特徴があります。

私としては、これらの方たちが長寿で、しかも生き生きとしているのは、よく噛んで食べているからだと言った方がいいと思っています。というのも、噛んで食べることは脳に大きな刺激を与え、脳を活性化させるからです。

実際にこれまで私が出会った患者さんでは、禁飲食のときには無表情で、笑顔も会話もほとんどなかったのが、訓練をして口で噛んで食べられるようになると、「こんなに明るい人だったのか」と思うほど生き生きとした表情が戻ることがよくあります。ぼんやり座っているだけだった人が、歩いて外出できるようになることもあります。

「そんなに違うの？」と、不思議に思うかもしれませんが、実はこのようなことは不思議ではありません。何かに触れた感覚（触覚情報）を受け取る脳の領域「体性感覚野」と、体を動かすための指令を出す脳の領域「運動野」の中では、口の占める割合がとても大きいのです。**つまり、口で食べることは脳に大きな刺激を与えるし、口で食べるためには脳を大きく使うのです。**

このことは、脳神経外科医ペンフィールドが著した「体性地図」を見ていただくと、わかりやすいかもしれません。手のほかには、舌や唇、顎なども含めた口まわりが、とても大きな範囲を占めています。口で食べるとは、脳をこれほど大きく使うことなのです。

また、私が行った研究ではありませんが、よく噛んで食べると脳の血流量が増加するという実験結果もあります。血流量が増えれば、脳の働きがよくなります（＊1）。

ところが、悪い歯があったり年を取ってきたりすると、硬いものを敬遠して柔らかいものばかり食べるようになりがちです。肉よりも白味魚や豆腐がいい、というように。あるいは若くても、カップ麺のようなあまり噛まないものばかり食べている人もいますし、「柔らかくておいしい」「口に入れると、とろける」といったほめ言葉もよく聞きます。パンなども、柔らかい方が好まれるようです。

まあ、柔らかいものがおいしいという気持ちもわからなくはありませんが、柔らかいものばかり食べていたのでは、脳への刺激が減ってしまいます。噛まなければ、脳への刺激というインプットが減るだけでなく、噛むために指示を出すこと、すなわちアウトプットも減ります。脳が生き生きと働かなくなって、さらに噛んで食べることが難しくなって、と悪循環に陥ってしまうかもしれないのです。もちろん、噛まなければ唾液もよく出なくなり、口中

資料2　ペンフィールドの体性地図

運動野

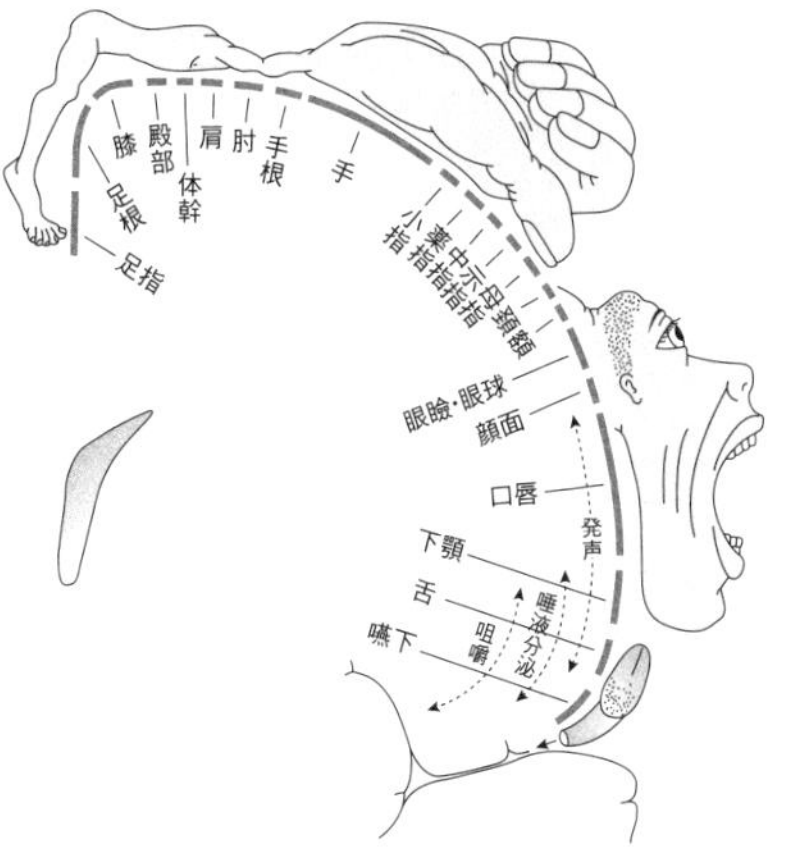

体性感覚野

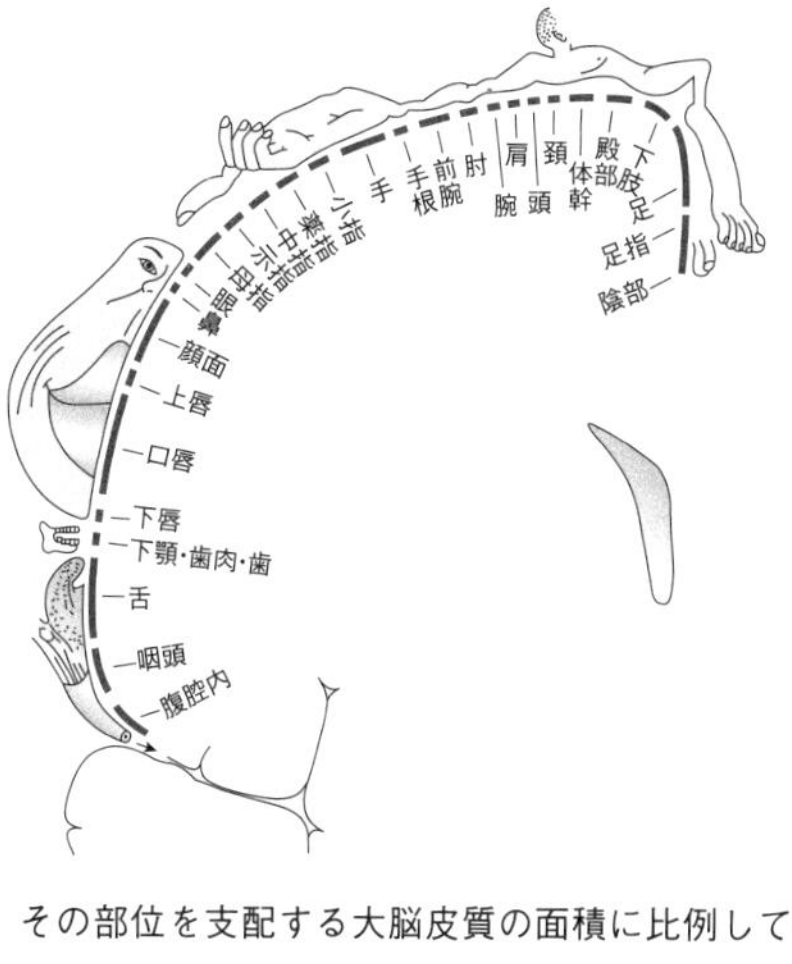

身体部位の大きさは、その部位を支配する大脳皮質の面積に比例して描いてある。

の環境も悪化していきます。

したがって、日野原重明先生たちのように、高齢になっても生き生きとした人生を送るには、肉をはじめとする噛みごたえのあるものを、しっかり噛んで食べること。これが鉄則です。

10 栄養をしっかり摂れ！

死ぬまで噛んで食べるには、しっかり栄養を摂ることも大事です。なぜなら、栄養状態がよく免疫力が高ければ、誤嚥しても肺炎を発症せずに済むからです。誤嚥性肺炎を起こさなければ、禁飲食を宣告されることもありません。

高齢者が誤嚥性肺炎を起こしやすいのは、免疫力が低く、少しの細菌でも肺炎を起こしてしまうからです。ということは、栄養状態が悪く免疫力が低下していると、さほど高齢でなくても、誤嚥性肺炎を起こす可能性があるわけです。

ところが、私たちは長い間「メタボにならないように気をつけよう」「カロリーの摂りすぎに注意」などと言われ続けてきたせいで、栄養を摂ることに臆病です。

メタボ（メタボリックシンドローム）とは、内臓肥満（内臓脂肪が多い状態）に、高血圧、脂質異常（高脂血症）、高血糖のうち２項目以上が合わさった状態で、こうなると心筋梗塞や脳梗塞、糖尿病などを発症しやすくなることがわかっています。そこで、それらを防ぐために、40歳から74歳までは毎年メタボ健診があり、数値がオーバーすると生活指導が実施されるのです。

そのためでしょう、たいして太っていなくても、70歳を過ぎていても、食べる量をすごく気にしたり、「ダイエットしなくちゃ」と言ったりする人がよくいます。

もちろん、中年期にはメタボ対策が必要です。が、65歳あたりからは〝過栄養〟に気をつけるメタボ対策よりも、〝低栄養〟に気をつけるフレイル（虚弱）予防の方が重要になってきます。

栄養が不足すると、体力が低下して、疲れるから外出しない。外出しないから運動量が足りず、食欲も湧かないし、人と会わないから意欲も湧かない。ますます食べなくなって、栄養状態がさらに悪化。筋力が低下して噛めなくなり、歩けなくなり、ついに寝たきりに。そして、死亡。といった負のスパイラルに陥ってしまう危険性があるからです。

実際に、中年のときは太っていると死亡率が高いのですが、高齢になるとやせている方が死亡率が高いことが各国の研究でわかっていて、これを「ＢＭＩパラドックス」と呼びます。ＢＭＩ（体格指数）とは、体重（kg）÷身長（m）÷身長（m）の数値のことで、日本人の標準は22。最も病気になりにくいのはＢＭＩ20〜23で、ＢＭＩ25以上は肥満、それより数値が大きいほど肥満度が高いとされます。

しかし、グラフを見ていただくとわかる通り、**65歳を過ぎた人では、ＢＭＩ30を超えるまでは死亡率が上がらないのです。逆に20を下回ると、死亡率が高くなります。**

したがって、個人差はありますが、おおむね65歳頃からは、栄養をしっかり摂ることを心がけること。やせている人は特に注意して、できれば少しふっくらした体型を目指すことが大事です。

とはいえ、長年の「太ったら困る」という意識を変えるのはなかなか大変で、「本当に食べていいの?」と、罪悪感を覚える人もいるでしょう。でも、よく噛んで食べれば大丈夫です。よく噛むと満腹中枢が刺激されるため、それほど大量に食べることは、そもそもできません。しかも、よく噛めば消化吸収もよくなって、栄養がしっかり身につき、体力も免疫力も向上していきます。

資料３　高齢者のＢＭＩと死亡率との関係

日本人高齢者（65〜79歳）平均11.2年間の追跡

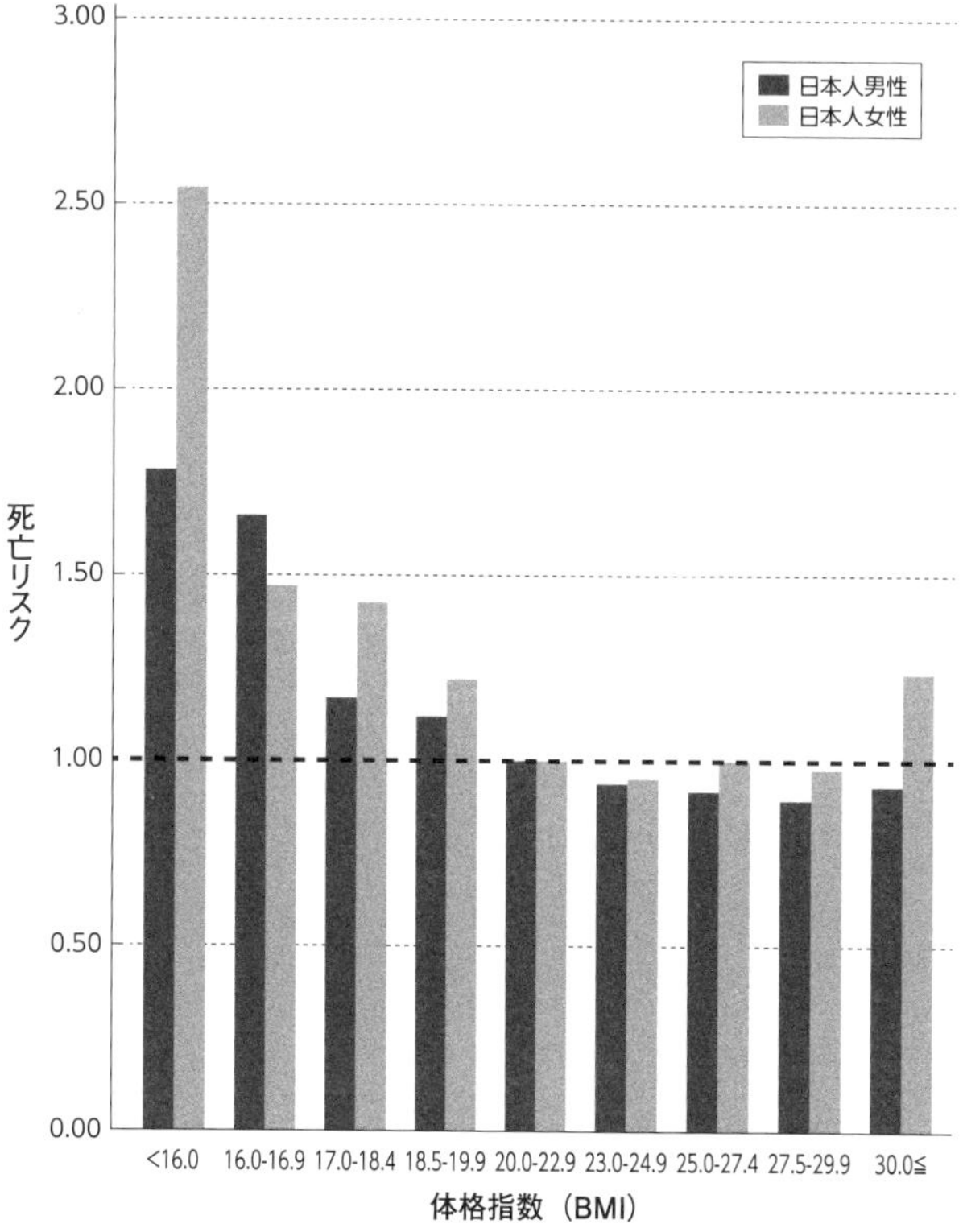

出所：Tamakoshi A, et al. Obesity (Silver Spring). 2010; 18: 362-369より作図

11

入院しても、入れ歯を外すな！

私が訪問診療を始めた１９９７年当時、よくあったのが、入れ歯を外されていることに家族が気づいていない、という状況でした。寝たきりのおばあちゃんのベッドサイドで、「入れ歯ですか？」と家族に聞いたら、「どうなのかしら？」と首を傾げている、なんてことがよくあったのです。「じゃあ、この箱は？」と見たら、入れ歯が入っていたり。

なぜそんなことが起こるかというと、入院して入れ歯を外されて、そのまま家に帰ってきたから。当時、口の中を気にする人は、家族どころか医療関係者にもほとんどいなかったのです。それはわかりますよね。口はプライバシーのある空間で、人にやたらに見せるものではないからです。

どうして入院で入れ歯を外されたのかというと、「危ないから」です。ただし、「部分入れ歯がぐらついていて、飲み込んでしまう危険性がある」といった、歯科医から見て本当に危ない人はごくわずか。たいていは、「なんとなく危ないと思われるから」という理由で、慣習として外されていたにすぎません。

理由は〝なんとなく〟でも、入れ歯を外されてしまうと〝確実に〟体力が低下します。入れ歯がなければ噛むことができず、普通の食事が食べられないからです。主食やおかずをそれぞれミキサーにかけてペースト状や液状にした「ミキサー食」や、舌で押しつぶせる「ソフト食」になるのです。

「食べやすくていいのでは？」と思うかもしれませんが、柔らかいものは基本的に水分が多いため、普通の食事と同じ量を食べても、摂れる栄養は少量です。しかも見た目がイマイチで、食欲も湧きません。食べたとしても、噛まないので唾液もあまり出ませんし、口の機能はどんどん低下していきます。

その結果、体力も口の機能も低下して、入院前よりもずっと弱った状態で退院してきます。私たちが訪問して再び入れ歯を入れようとしても、長い間噛んで食べていなかったために、顎の形が変わってしまっていたりして、入れ歯が入らないことも多いのです。

また〝入れ歯を外されたこと〟で誤嚥性肺炎を発症し、禁飲食になってしまう人もいます。誤嚥性肺炎は、食べ物が肺に入って発症するよりも、寝ている間の唾液の誤嚥によって起こることが多いわけですし、免疫力が高ければ細菌が肺に入っても発症しません。つまり、入れ歯を外されず、ちゃんと噛んで食べて栄養が十分に摂れていれば、口の機能が落ちることもなく、免疫力も保たれて、誤嚥しにくく肺炎を発症しにくいはずなのです。

ところが、病院側がそれに気づいていないと、「やっぱり口から食べるのは危ないね。禁飲食です」となってしまうのです。


それでも近頃は、病院で口腔ケアがされるようになりましたし、入院しても入れ歯を外されないことも増えてきました。とはいえ、まだまだ外されることもあるのが現状です。先日もこんなことがありました。

１００歳のおばあちゃんです。彼女は入院するまで、総入れ歯ではありますが、しっかり噛んでよく食べていたそうです。鉄則９で紹介した通り、長寿で元気な人はよく噛んで食べているのです。

それが骨折して入院したら、入れ歯を外されて、ムース食になってしまった。だんだんやせてきて、経管栄養になり、とうとう口から食べなくなって、３か月後に退院したときには、入れ歯が口に合わなくなってしまっていた。それで私が呼ばれて、「入れ歯を入れてください」と言われたのですが、もう入りませんでした。

顎がやせたぐらいなら、入れ歯を調整すればまた入れられるのですが、入れ歯を入れるだけの体力がもうないのです。顎を動かして口を開け、噛み締めるという行為には、いくつもの筋肉や腱が関係していて、体力が落ちてしまうとできないのです。

せっかく１００歳まで生きたのに。入院するまではしっかり噛んで食べて、楽しく暮らしていたのに。なんで骨折なのに、入れ歯を外すんだよ！　と、私は入れ歯を外した病院にも、何もできなかった自分にも、腹が立って、悔しくて、心の中で「ばかやろー！」と叫んでいました。それから間もなく、彼女は亡くなったと聞きました。

ですからみなさんは、自分や家族が入院したとき、「入れ歯を外しましょう」と言われても、安易に同意しないでください。どうして外さなければならないのか、その理由を納得がいくまで聞いてください。どうしても外さなければならない場合は、再び入れられるのはいつなのか、口腔機能のリハビリはしてくれるのかと、しつこく聞いてください。

「危ないから」「１００歳だから」といった、漠然とした理由で入れ歯を外すのは、かえって危険です。死ぬまで噛んで食べ続けることが大事なのです。

12 口から食べることをあきらめるな!

鉄則の最後に、事例を2つ紹介しましょう。

Aさん(83歳男性)は、手術の後遺症によって、飲み込みがうまくいかなくなってしまいました。そのため入院中に飲み込みの訓練が開始されましたが、どうにかゼリーは飲み込めるといった程度で、そこから先になかなか進みません。

「これ以上は無理だ」と判断され、胃ろうになって帰宅しました。家に戻ってからは栄養をすべて胃ろうから摂っていて、口からは何も食べていない状態でしたが、「やっぱり口から食べたい」というAさんの希望があり、私が呼ばれたのです。

Aさんの場合、胃ろうが造設されていたのは必ずしも悪いことではなく、胃ろうからしっかり栄養が入っていたため、体力が維持されていました。Aさんは自力で歩くこともできたのです。

一方、よくないこともあって、胃ろうから入れる食餌が当時は液状で、1回入れるのに2時間かかりました。1日3回胃ろうから栄養を入れると、それだけで6時間。胃ろうの時間のために、行動が大きく制限されていました。

飲み込みの状態は、やはりよくありませんでした。通常は、食べ物が喉の入り口に送り込まれると嚥下反射が起こって、考えなくてもゴックンと飲み込めるのですが、それができないのです。おそらく恐怖心があったのだと思いますが、反射が起こる位置にまで、食べ物を送り込めない。意識して一生懸命送り込もうとするのですが、なかなかできないのです。ただ、まったく嚥下反射が起こらないわけではなく、食べ物を喉の入り口に送り込めれば反射が起こる。

そこで、毎日ゼリーを飲み込む訓練をしてもらうことにしました。病院ではこの段階であきらめられてしまったのですが、あきらめずに続けることで、徐々に飲み込みがスムーズになって、なんと１か月後には、柔らかく煮た野菜などを食べられるまでになりました。そして２か月後には普通のご飯が食べられるようになり、味噌汁もとろみをつけたりせずに飲み込めるようになったのです。

ちなみに、味噌汁のようにさらっとした液体は、喉に落ちる速度が速いため、飲み込む機能が低下していると誤嚥しやすいのです。したがって、嚥下障害のある人は、汁物にとろみをつけます。

Aさんは、初めは1食だけ口から食べて、あとの2食は胃ろう。次は2食が口からで1食が胃ろう。栄養不足にならないように気をつけながら、口から食べられる量を増やし、最終的には3食とも口から食べられるようになりました。1食にかかる時間は30分程度ですから、6時間かかっていた食事が1時間半で済むようになったのです。こうなれば、もともと歩ける人ですから、好きなところに外出もできます。

噛んで食べるとは、楽しみでもあり、健康維持のためでもありますが、何よりも自由を手に入れることなのです。

Bさん（88歳女性）は、気管支喘息で入院して、入院中に誤嚥性肺炎を起こしました。そこで、ゼリーを飲み込む様子を、喉に入れた内視鏡で見る検査を実施。ゼリーが喉に引っかかったため経口摂取不可と診断されて、「ご飯1粒でも食べたら死ぬ」と言われ、鼻から胃にチューブを通した状態で退院しました。「経《けい》鼻《び》胃《い》管《かん》」といって、この管から栄養を入れるのです。

Bさん本人は「もう一生口からは食べられない」と覚悟していたようですが、「口から食べられるのではないか」と考えた在宅主治医から連絡がきて、私が訪問することになりました。

そして初診日。Ｂさんと顔を合わせた瞬間、私は「口から食べられますよ」と言っていました。なぜって、Ｂさんは私の顔を見るなりガバッとベッドから起き上がって、「ありがとうございます。Ｂと申します。どうぞお飲みになってください」と、炭酸飲料を渡してくれたのです。

こんな状態の人が、食べられないわけがない。人間、口から食べられなくなったときというのは、もっとずっと弱っているものなのです。

案の定Ｂさんは、２週間後にはカツサンドを食べられるようになっていました。もちろん、初めはゼリーを食べて動きを確認しました。それまで２か月も口から食べていなかったわけですし、万が一誤嚥して窒息したら大変ですから。でも、すぐに「これは大丈夫」とわかりました。Ｂさんは実においしそうに、ぺろっとゼリーを食べたのです。

病院で検査をされると、検査結果が絶対だと思ってしまいがちですが、実はそうではありません。嚥下内視鏡検査に関していえば、本来ならば体調も気分もよくて、お腹も空いてきて、少しでも何か食べたい気持ちになったときに、実施するべきでしょう。そうでなければ、その人の普段の飲み込みの状態はわかりません。

しかし病院では、患者の状態に関係なく「あなたは火曜日の午後1時からです」と、先に予定ありきです。そのとき体調が悪くても、眠くて意識が朦朧《もうろう》としていても、検査は行われます。そもそも誤嚥性肺炎を起こしたのですから、体力が落ちて飲み込む力も落ちているのが当たり前です。しかも嚥下内視鏡の場合、痛いからと頸を反《そ》らす人もいます。まさに誤嚥しやすい姿勢になってしまう。誤嚥しない方が不思議なくらいです。それなのに、そのときの検査結果によって「禁飲食」が決まってしまうのです。

その人が在宅療養に移行したとき、在宅主治医が見るのは「禁飲食」の診断結果です。しかも「嚥下反射なし」とか書かれている。よほど疑い深い私のような人間でない限り、「ああ、禁飲食なのね」で見過ごされていってしまうのです。

病院の医師にも在宅医にも、罪があるわけではありません。医学教育の構造的な欠陥だと思いますが、現状では誤嚥性肺炎の診断をし、禁飲食を決める立場の医師が、食べるための訓練について学んでいないのです。

したがって、飲食を禁じることはできても、いつ、どのような状態なら再開できるか、どうすれば摂食嚥下機能を上げられるかがわからない。摂食嚥下のプロが病院にいればいいけれど、そうでなければ再び食べるタイミングを逸してしまうのです。**本当に口から食べられない人はごくわずかで、多くの人は適切な訓練を受ければ再び口から食べられるのに。**

ですから私は、**「禁飲食と診断されても、口から食べることをあきらめるな！」**と言うのです。食べたい気持ちを抑え込んでしまわずに「食べたい」と言っていい。そうすれば、私たちのような食べることを支援する人間につながることができる。その意味では、自制心の強い人よりも、食いしん坊な人の方がいいのです。

結局、死ぬまで噛んで食べるためにいちばん大事なことは、「食べたい」と思うことかもしれません。死ぬまで噛んで食べるには、「死ぬまで噛んで食べたい」と、願う気持ちが必要なのです。

第2章　「死ぬまで噛んで食べる」ための基本〝口腔ケア〟とは？

第2章では、口腔ケアの基本を押さえておきましょう。

口腔ケアについては、大人になってから学ぶ機会がほとんどありません。歯科医院に行っても、歯磨きの仕方を指導されるぐらいで、口腔ケアを系統立てて教わることはありません。そのため、小学校で習ったことをそのまま信じていたり、自己流でなんとなく行っていたりする人が多いのではないでしょうか。

しかし、口腔ケアに対する考え方も昔と同じではありませんし、子どもと大人では注意すべき点も異なっていたりします。

そこで、口腔ケアとはなにか、なぜ必要なのか、食べるときに口はどうなっているかなどを、この機会に大人の口の視点から見直しておきましょう。

1　そもそも口腔ケアってなに？

①口の「機能」＋「環境」＋「ケア」＝「口腔ケア」

「削られた」「詰められた」の本当の意味

突然ですが、あなたが歯科医院に行くのは、どんなときですか？

歯が痛い。硬いものを噛んだら欠けてしまった。詰め物が取れた。多くの人はこのような理由で突然「歯医者に行かなくちゃ」という状況になり、イヤイヤ行くのではないでしょうか。そして、「削られた」「詰められた」と言って帰ってきます。

このとき歯科医が行っているのは、確かに歯を削ったり詰め物を詰めたりすることなのですが、実はそれが目的ではありません。トラブルが起こる前の機能を取り戻すこと、すなわち、**きちんと噛んで食べられるようにするのが目的**です。

歯が痛ければ、噛んで食べることができません。歯が折れていては、噛んで食べることができません。詰め物が取れていたら、噛んで食べることができません。患者さんは、「歯が痛いのを治してほしい」「折れたのをなんとかしてほしい」「詰め物をまた入れてほしい」と言ってきますが、なぜそうしてほしいのかと言えば、ちゃんとご飯が食べられないから。元通りにご飯を食べられる口にしてほしいのです。

このように、何らかのトラブルによって下がった口の機能を元に戻したり、機能が落ちないようにしたりすることを、口腔ケアの中の「**機能的ケア**」と呼びます。

では、歯科医院に行ったら、歯と歯の間や歯の根元を尖った器具でガリガリ引っ掻《か》かれた、ということはありませんか？「詰め物が取れたから入れてほしいと言ったのに、何でこんなことをされなきゃならないんだ」と、イヤイヤ感がさらに募《つの》るかもしれませんね。

これは「スケーリング（歯石除去）」と呼ばれる処置で、歯にくっついた歯石を取り除いているのです。超音波を出す機械を使う場合と、手持ちの器具を使う場合がありますが、いずれにせよ不快な感触があったりガリガリ音がしたりするので、意識の上では「引っ掻かれた」「ガリガリやられた」となるでしょう。

なんのためにスケーリングをするかといえば、やはり噛んで食べられる口を維持するためです。プラークや歯石を除去することで、虫歯や歯周病になって歯を失うことがないようにする。細菌がいっぱいの唾液を誤嚥して肺炎を発症し、禁飲食になったりしないようにする。そのために細菌の塊を除去するのです。

このように、細菌を減らして口の環境をよくすることを「**器質的ケア**」と呼びます。

ちなみに歯石とは、細菌の塊であるプラークが、唾液に含まれるカルシウムなどによって、石のように硬くなったものです。

また、歯科医院に行くとき、ただでさえ痛いのにそこを削られるかと思うと、ものすごく憂鬱になりますよね。椅子に寝かされて歯科医が来るのを待つ間は、心臓がドキドキします。

でも、やって来た歯科医が「どうしましたか？　そうですか、痛いんですね。大変でしたね」と、優しく慰めてくれたらどうでしょう。ホッとして、少し落ち着くのではないでしょうか。レントゲン写真を見せながら、「ここですね。少し削りますが、大丈夫ですよ」と丁寧に説明してくれたら、「この先生に任せよう」と思いませんか？

口腔ケアとは「ケア」ですから、単に歯を治したり、歯石を除去したりすればいいわけではありません。そこにはコミュニケーションが必要であり、お互いの間に信頼感がなければ、ケアとは呼べません。口腔ケアではなく、単なる修復、単なる清拭《せいしき》になってしまいます。

つまり口腔ケアには、「口の機能を維持・向上させる＝機能的ケア」「口の環境を整える＝器質的ケア」「信頼関係を築く＝ケア」という3つの要素があるのです。

最高の口腔ケアとは?

ただし、ここまで述べてきた口腔ケアは、歯科医や歯科衛生士が行う特別な「専門的口腔ケア」です。口腔ケアには日常的に行うケアもあって、その代表が、「**噛んで食べること**」と「**歯磨き**」です。

　噛んで食べることが口腔ケアなのかと、疑問に思われたかもしれませんが、これも立派な口腔ケアです。というよりも、いちばんの口腔ケアと言っていいでしょう。

　なぜならば、噛んで食べれば唾液が出て、その殺菌作用と洗浄作用によって口の環境が整うからです。さらに、よく噛むことで口の機能を保ったり、向上させたりすることもできます。そして、家族や仲間と一緒に食べれば、楽しい気持ちになったり、信頼関係が深まったりします。

噛んで食べることを補ってくれるのが、歯磨きです。歯磨きは、口の中の細菌や細菌の塊を、ゴシゴシこすって落とすことができます。歯を磨けば口の中が刺激されることにもなり、それによって唾液が出るようになったり、飲み込みがよくなったりするなど、口腔機能も向上します。

また、要介護の人の歯磨きを手伝ったり、子どもに歯磨きの仕方を教えたりすることは、お互いの距離を縮め、相手を思う気持ちを伝えてくれます。噛んで食べることにも、歯磨きにも、口腔ケアの3要素が含まれているのです。

②プラーク（歯垢）は三角コーナーのヌルヌルと同じ！

ヌルヌルは、うがいだけでは落ちない

だいぶ前のことですが、入院中の患者さんに依頼されて、病院へ口腔ケアをしに行ったことがありました。ベッドサイドの椅子に座って患者さんと話していると、早足でバタバタと看護師がやって来て、隣のベッドの周りのカーテンをサーッと閉めました。「何かケアをす

るんだな」と思っていると、カチカチカチッと音がして、じきにカーテンが開き、看護師は再び早足でバタバタと帰っていきました。

　隣の患者さんはあまり意識が鮮明ではなかったのですが、どうやら開口器を歯と歯の間に入れて口を強制的に開かせ、口の中に殺菌薬を塗っていったようなのです。カチカチいったのは患者さんの歯が、金属の開口器に当たる音です。

　平静を装いながらも、私は心の中で「これは口腔ケアじゃないよなあ」と呟《つぶや》いていました。いくら意識が鮮明でないとはいえ、声もかけないのでは「ケア」ではないし、殺菌薬を塗っただけでは大して細菌も減らないし、口腔機能も上がらないからです。

　口の中の細菌は、そのままの形で口の中にいるだけではありません。適切に口腔ケアをしないと、細菌が増殖して集まり、糖を分解して「不溶性グルカン」というネバネバした物質を作り出します。それを棲《す》み処《か》にしてさらに多くの細菌が集まり、「バイオフィルム」という形態になって、歯にへばりついてしまうのです。バイオフィルムは付着性が強く、一旦できるとなかなか剥《は》がれない上に、その中は薬剤が効きにくく、容易に細菌が死滅しません。

　口の中のバイオフィルムをプラーク（歯垢）と呼ぶのですが、バイオフィルムは私たちの身の回りにいろいろあります。

たとえば、三角コーナーのヌルヌル。あれもバイオフィルムです。お風呂に入って、明日洗濯に使おうと思ってお湯を抜かずにおくと、バスタブの表面がヌルヌルしますが、あれもバイオフィルム。洗面所やキッチン、お風呂場などの排水口のヌルヌルも、バイオフィルムです。

共通点は、水や洗剤をかけただけでは取れないこと。シャワーの圧力を最強にしてジャーッとかけても、除菌と書かれた洗剤をジャーッとかけても、それだけでは取れません。

では、どうするか。そう、こするんです。ゴシゴシ、ゴシゴシ、こする。タワシやスポンジで、とにかくゴシゴシこする。それでやっと取れる。

プラークも同じです。うがいをしたり、殺菌薬を塗ったりしただけでは、取れません。ゴシゴシと、歯ブラシでこすらないと取れないのです。

細菌がガクンと減る2つのタイミング

私たちの口の中には、善玉菌・悪玉菌を合わせて300〜500種類の細菌が棲み着いていて、その数は全体で数千億個と言われています。これが普通の状態なのですが、口の中は温かく湿り気があって、餌となる食べカスがあって、入り込む隙間がたくさんあってと、細菌の繁殖に適した環境です。そのため、放っておくと細菌はどんどん増えて、1兆個にも達するとされています（正確な数は誰にもわかりません）。

それでは細菌は、生まれてから死ぬまでどんどん増え続けるのかというと、そんなことはありません。**日常的に細菌の数がガクンと減るタイミングが2つあって、**その2つがあるために、細菌の数が一定のレベルに抑えられているのです。

その2つとは何か、おわかりでしょうか。

そう、**一つは食事、もう一つが歯磨き**です。よく噛んで食べていれば、殺菌作用のある唾液がたくさん出ますし、食べ物と一緒に細菌も飲み込むため、細菌が減って口の中がキレイになり、プラークが形成されにくくなります。歯磨きをすれば、やはり細菌が減りますし、プラークができていても落とすことができます。

よく噛んで食べて、歯磨きする。口の環境を整えるには、これが大事なのです。

③歯磨きは、口をキレイにするだけじゃなかった！

飲み込みに関わる神経伝達物質がある

先ほど、「歯を磨けば口の中が刺激されることにもなり、それによって飲み込みがよくなったりするなど、口腔機能も向上する」と述べましたが、ではいったいなぜ、口の中を刺激すると口腔機能が向上するのでしょうか？

そこには「サブスタンスＰ」という神経伝達物質が関係しています。神経伝達物質とは、体内のさまざまな情報伝達を担っている物質です。

サブスタンスＰは、いろいろな生理機能に関わる情報を伝達していますが、その一つが**嚥下反射**です。嚥下反射とは、ものを飲み込もうとすると、一瞬にして気管に蓋がされ、食道が開くというもの。さらにサブスタンスＰは、気管に唾液や飲食物が入ってしまったとき、瞬時に咳が出てこれを排除する「**咳反射**」にも関わっています。

病気や加齢などによってサブスタンスＰが減ると、嚥下反射や咳反射が正常に行われず、気づかないうちに誤嚥してしまうことが多くなるのです。

要するに、サブスタンスＰがちゃんと分泌されていれば、飲み込みや咳の反射がきちんと起こる。減ってしまうと、飲み込みも咳もうまくいかなくなる、ということです。

口腔ケアをすると、飲み込みがスムーズになる

一方、医療・介護の現場では、口腔ケアによって口の中を刺激すると、飲み込みがよくなることが知られていました。そこでサブスタンスPに注目して、「口腔ケアをすると、サブスタンスPの量はどうなる?」という実験をした人たちがいたのです。被験者は介護施設の入所者40名で、この人たちを2群に分けて実験が行われました。

その結果は、グラフを見ていただくとわかる通り。「介入群」すなわち口腔ケアをした人たちは、サブスタンスPの量が増えたのです。

しかしこれだけでは、本当に飲み込みがよくなったかどうかはわかりません。そこで、次の実験です。同じ2群の人たちの、食べ物が口に入ってから嚥下反射が起こるまでの時間「嚥下反射潜時」を調べたのです。

食べ物が口に入ってから嚥下反射が起こるまでの時間は、長ければ長いほど誤嚥する危険性が高くなりますから、これは短い方が飲み込みがいい状態です。

グラフを見ると、口腔ケアをした人たちは、スタート地点ですでにアドバンテージがあります。その後も口腔ケアを続けると、どんどん嚥下反射潜時が短くなって、10日目ぐらいにはもうかなり飲み込みがよくなっているのがわかります。一方、口腔ケアをしなかった人た

資料4

口腔ケアとサブスタンスP

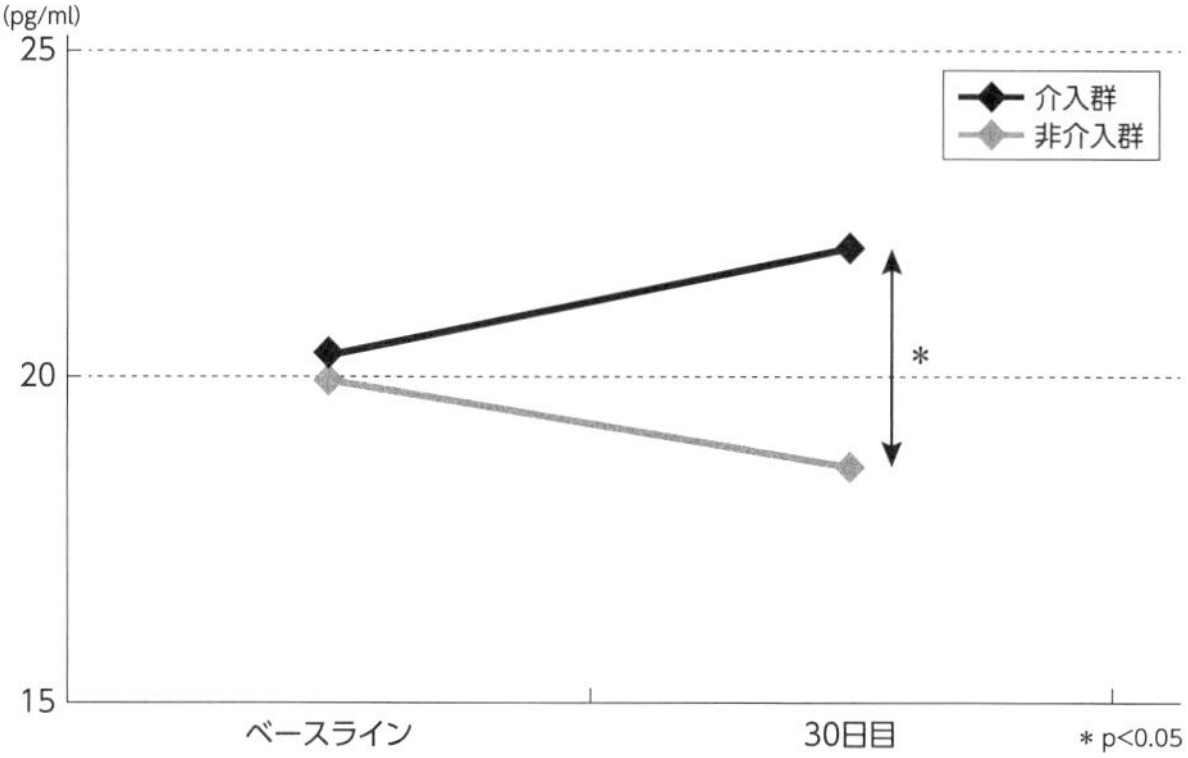

出所：Yoshino A, et al. ; Daily oral care and risk factors for pneumonia among elderly nursing home patients. JAMA 286, 2235-2236, 2001.

嚥下反射潜時

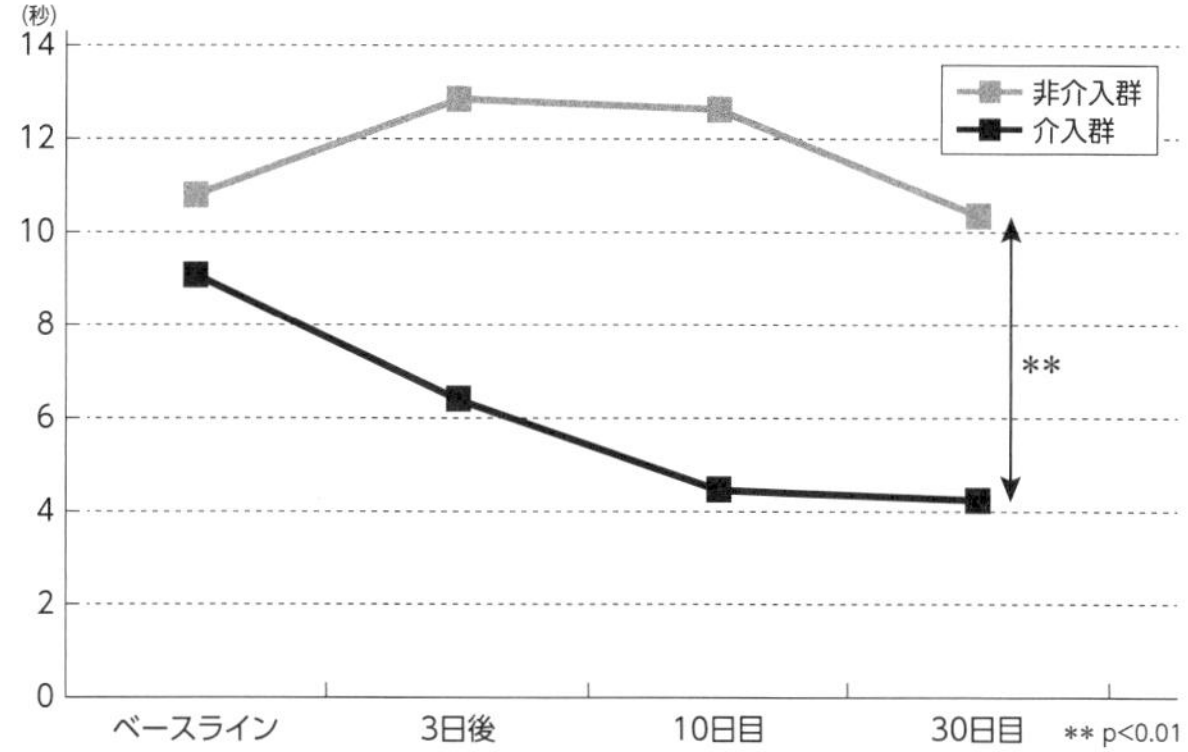

出所：Yoshino A, et al. ; Daily oral care and risk factors for pneumonia among elderly nursing home patients. JAMA 286, 2235-2236, 2001.

ちは、スタート地点とほぼ同じ状態で推移しています。

つまり、この2つの実験によって「口腔ケアをして口を刺激する」→「サブスタンスＰの量が増える」→「嚥下反射が起こるまでの時間が短くなる」→「飲み込みがスムーズになる」という因果関係が明らかになったのです。

④年を取ってからの虫歯は、子どもの虫歯とは違う

高齢になってからの虫歯は痛くない

あなたは、虫歯にどんなイメージを抱いていますか？

多くの人は、「虫歯になると、歯がズキズキ痛む」と思っているのではないでしょうか。

ところが、虫歯で痛い思いをするのは若い頃だけで、高齢になってからの虫歯は、多くの場合、痛くありません。

なぜかというと、歯の構造が加齢とともに変わるから。

歯は、歯茎から上に出ている「歯冠部」と、歯茎から下に埋まっている「歯根部」からできています。歯冠部のいちばん外側はエナメル質で、エナメル質は人体で最も硬い組織です。

資料5　歯の構造

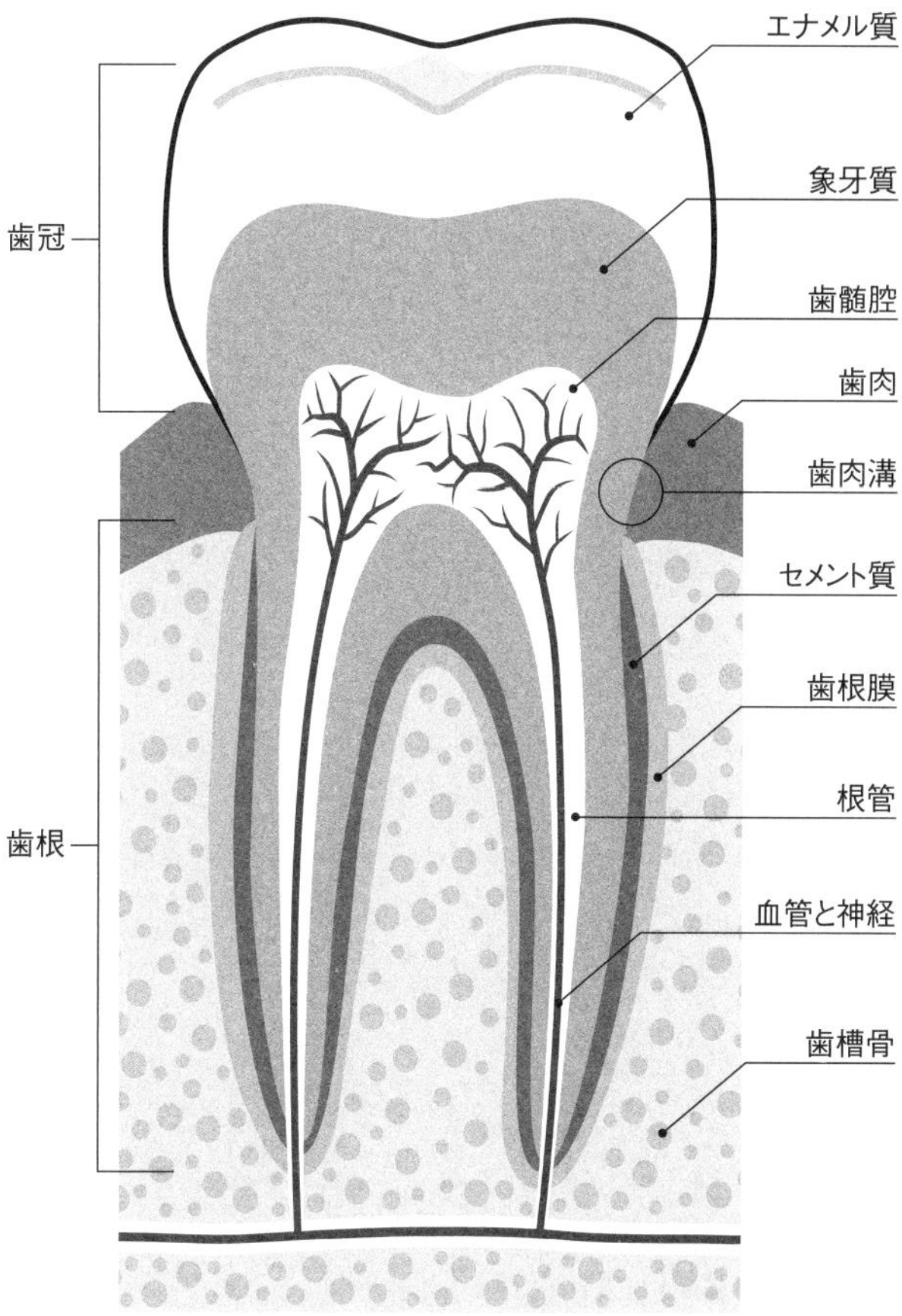

その内側は、エナメル質よりも柔らかい象牙質です。ちなみに、歯が象牙色なのは、象牙質の色が透けて見えているからで、エナメル質は半透明です。

歯根部には、「歯髄腔《しずいくう》」という空間があり、その中に神経や血管が密に詰まった「歯髄」が入っています。この歯髄の神経が痛みを感じる元です。

また、**歯髄の血管からは栄養が供給されて、歯は新陳代謝を行っています。**永久歯に生え変わったら、歯は一生変化しないと思っている人も多いのですが、実は新陳代謝を繰り返しています。外側が酸で溶けても再石灰化するというのもそうですし、内側からも、象牙質が作られるなどの変化が絶えず行われています。歯も人体の一部であり、生き物なのです。

さて、虫歯の痛みですが、歯冠部のいちばん外側にあるエナメル質は、基本的には痛みを感じません。そのため、食べ物の酸などで溶けても、歯科の処置で削っても、痛くありません。ところが、その内側にある象牙質は、痛みを感じます。正確にいうと、象牙質自体が痛みを感じるわけではなく、象牙質にある無数の小さな管状の穴「象牙細管」を通じて、刺激が歯髄の神経に伝わり、痛みを感じるのです。

子どもの場合は、エナメル質がまだ未熟で薄いため虫歯になりやすく、一旦虫歯ができると、あっという間に虫食いが象牙質に及び、すぐに痛みを感じます。

それが20歳頃になると、エナメル質が完成して厚くなり、エナメル質に覆われた部分は虫歯になりにくくなります。ただし歯髄の状態は子どもの頃とさほど変わっていないため、象牙質に達するような虫歯になれば、やはり痛みを感じます。

ところが年を取るにつれて、体のほかの部分と同様に、歯髄の状態も変化していきます。象牙質が増殖して歯髄腔が小さくなったり、歯髄が繊維化して萎縮したりして、密にあった神経や血管がなくなっていくのです。要するに、**生き物だった歯が、単なる構造物に変わっていくということで、こうなると虫歯になっても痛くありません。**

子どもと大人は、虫歯のできる場所が異なる

また、中高年になると、ほとんどの人は歯茎が下がってきます。歯の根元がむき出しになってしまうわけですが、**歯の根元はエナメル質で覆われていないため、歯冠部よりも虫歯になりやすい**という特徴があります。さらに、糖尿病や薬の影響などで唾液の分泌が減っていると、唾液による殺菌作用や洗浄作用が低下して、よけい虫歯になりやすくなります。

つまり、子どもの虫歯が臼歯の噛み合わせ面などにできやすいのに対して、大人の虫歯は

資料6　大人の虫歯（根面う蝕）

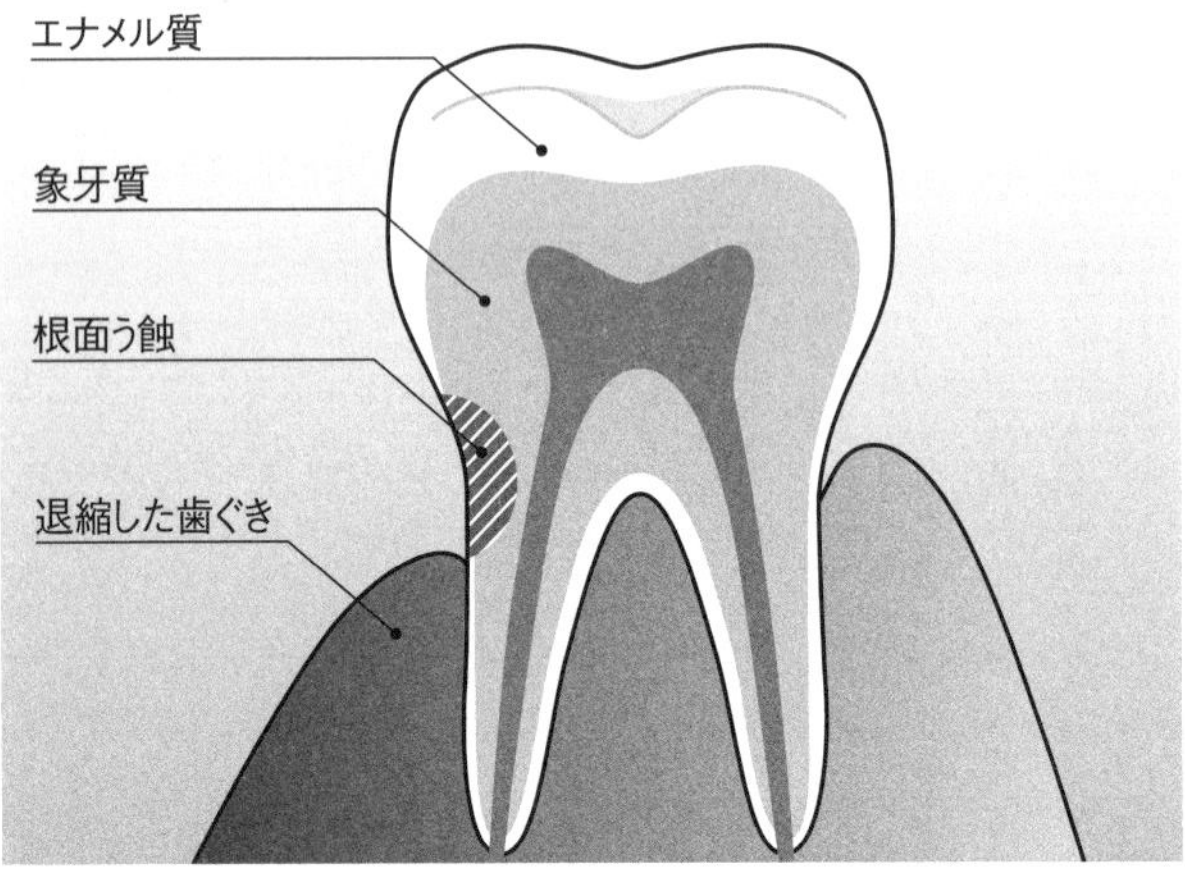

歯の根元にできやすく、これを「**根面う蝕**《しょく》」と呼びます。「う蝕」とは虫歯のことです。

痛みを感じず根面う蝕に気づかないと、ある日突然、歯がポキッと折れる、といったことも起こります。根面う蝕がなくても、長年使い込んだために歯の根元が磨《ま》耗《もう》して、折れてしまうこともあります。歯ぎしりがひどい人なども、折れる危険性があります。

いずれにせよ、折れても痛くないことが多いのですが、放っておくわけにはいきません。「あ〜、もう！　まいったなあ」とぼやきながら、歯科医院に通うはめになってしまいます。

したがって、そんな事態を避けるには、中高年になったら歯の根元をしっかり磨くこと。

歯間ブラシやデンタルフロスなども使って、歯と歯の間もよく磨きましょう。そして、唾液の元になる水分を摂り、よく噛んで食べて唾液をたくさん出してください。

⑤歯を残すとは、噛み合わせを保つこと

「８０２０」運動とは？

「８０２０」という言葉を聞いたことがあるでしょうか。

これは、80歳になっても健全な白分の歯が20本以上あるようにしようという、厚生労働省と日本歯科医師会が推進する運動です。永久歯は親知らずを除いて28本ですから、20本とはすなわち7割の歯が残っている状態です。あなたや、あなたの家族はどうですか？　親知らずを除いて20本以上、自分の歯があるでしょうか。

では、これを達成した人は、どれくらいいると思いますか？

２０１６年の厚労省の調査では51・２％と、約半数でした。あなたの予想よりも多かったでしょうか、それとも少なかったでしょうか。

８０２０を達成した人は年々増えていますが、約５割という数字は歯科医院に来られる人

資料7　８０２０（現在歯20本以上）割合の年次推移

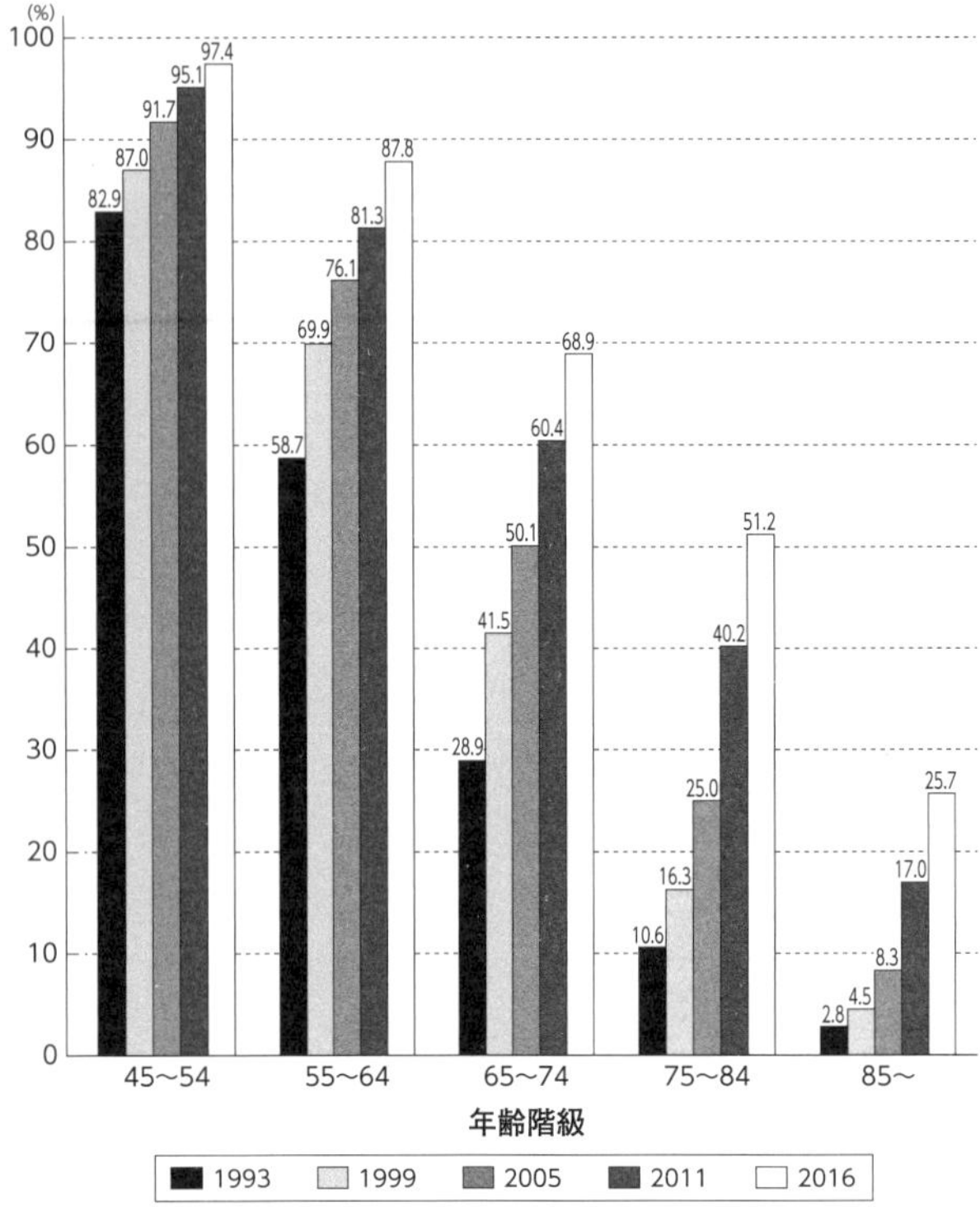

出所：厚生労働省「歯科疾患実態調査」

ですから、歯科医院に来ない、もしくは来られない人を入れると、この割合はもっと低くなると考えられます。自分の歯が揃っているときは実感がわかないのですが、年を取るにつれて、誰でも歯を失うことが増えるのです。

ところで、なぜ「８０２０（80歳で20本）」なのでしょうか。

「８０」は、この運動が始まった１９８９（平成元）年当時の日本人の平均寿命が、約80歳（男性76歳、女性82歳）だったことから。「２０」は、歯が20本以上あれば、ほとんどの食物を噛み砕くことができるとされていることからです。

今は平均寿命が男性81歳、女性87歳ですから、「８０」の意味がよくわからなくなっていますが、要するに「死ぬまで噛んで食べる」運動なのです。

20本残っていることが、なぜ大事なのか

歯が20本以上あることの意味は「ほとんどの食物を噛み砕くことができるから」とされているわけですが、私としては「**噛み合わせがある**」という点が非常に重要だと考えています。歯が20本あれば、どこかしらの部分で、歯と歯を噛み合わせることが可能なのです。

資料8　歯の本数の数え方

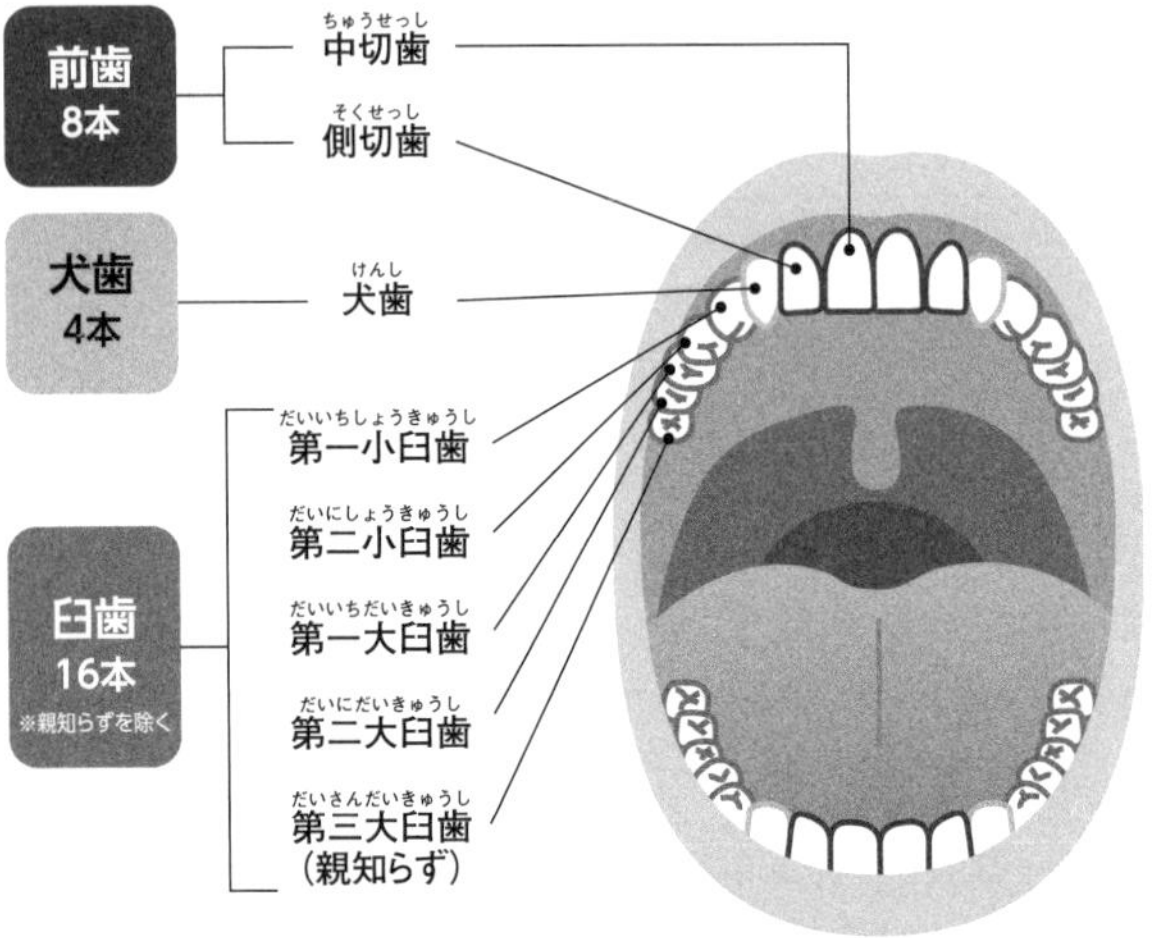

なぜ噛み合わせがあることが重要かというと、飲み込みの機能に大きく影響するからです。

ここで質問です。歯がまったくない人と、歯がある人とでは、どちらが口の中の細菌が多いと思いますか？

ひっかけ問題ではありません。素直に考えた通り、歯がある人です。虫歯菌や歯周病菌は歯や歯の周りにいるため、歯のない人の口にもいることはいますが、歯がある人の口の方が多いのです。

では、誤嚥性肺炎は、歯がない人とある人では、どちらが発症する確率が高いでしょうか？

口の中の細菌の多い、歯のある人の方が、誤嚥性肺炎を起こす確率は高くてもよさそうなものですが、実態はほとんど同じか、歯がない人の方が高いというデータもあります。そう、歯がないと飲み込みが悪く、誤嚥しやすいために、**歯がまったくない人も誤嚥性肺炎を起こす確率は高いのです**。

ということは、口の中を清潔にすることも大事ですが、さらに大事なのが、噛み合わせを保ち、飲み込みの機能を維持することだと言えるでしょう。

噛み合わせは、必ずしも自分の歯である必要はありません。入れ歯でも、きちんと口に合っていれば、それで大丈夫。自分の歯が20本残っていないからといって、悲観することはありません。

とはいえ、問題が一つあります。夜は入れ歯を外して寝る人が圧倒的に多いことです。誤嚥性肺炎の多くは夜寝ている間、気づかないうちの唾液の誤嚥によって起こることを考えると、寝ている間噛み合わせがないのは、大きなリスクです。

では、どうするか？

入れ歯がないと噛み合わせがなくなってしまう人は、そう、**寝るときも入れ歯を入れてお**

くのです。寝る前に入れ歯と口をキレイにして、キレイな口にキレイな入れ歯を入れて寝る。これが誤嚥防止に効果的です。

ただし、小さい部分入れ歯の人は、寝ている間に外れてしまうと、入れ歯を誤嚥して窒息する危険性がありますから、外して寝てください。

2 どうして口腔ケアが必要なのか

①誤嚥性肺炎は、夜作られていた！

肺炎の原因が「誤嚥」だとわかったのはなぜ？

口腔ケアには大きく分けて2つ、口の機能の維持・向上と、細菌の除去があることを見てきましたが、そもそもなぜ、口腔ケアが必要とされるようになったのでしょうか？

実は、私が大学を卒業した1991（平成3）年当時、「口腔ケア」という言葉はありませんでした。私は、口腔ケアという言葉を一度も聞かずに、歯学部を卒業したのです。

もちろん、ブラッシングの仕方とかブラッシング指導の仕方は習っていますが、その頃は

「口腔清拭《せいしき》」、すなわち口の中をキレイにするという言葉が使われていて、機能面にはあまり注目されていなかったのです。

「口腔ケア」が重要だと言われ出したのはそのあとで、「摂食嚥下障害」すなわち口から食べられなくなることや、誤嚥性肺炎に対して、口腔ケアが有効であるという論文が出てからです。

ところで、肺炎の原因が「誤嚥」であると、どうしてわかったか不思議ではありませんか？　食事のときにゲホゲホむせている人が、肺炎を発症したからでしょうか？

そうではありません。肺炎は、細菌が肺に入ってから発熱するまでに時間差があります。目の前でゲホゲホむせていた人が、見る間に熱が出て肺炎を発症するわけではないのです。それに、むせるのは誤嚥したものを吐き出す咳反射があるということですから、まだそれほど機能が低下していない証拠です。

そこである研究グループが、健常者と脳梗塞患者との飲み込むときのスムーズさ、すなわちものが口に入ってから嚥下反射が起こるまでの時間「嚥下反射潜時」を調べました。すると、健常者は昼と夜とで大きな差がなかったのに対して、脳梗塞によって飲み込みが悪くなっている人では、夜間に著しく嚥下反射潜時が長くなっていることがわかったのです（＊2）。嚥下反射潜時が長いとは、嚥下反射がなかなか起こらないということですから、誤嚥しやすいのです。

また、「睡眠中の嚥下反射の低下が、肺炎の発症と関連しているのではないか」と考えた研究者たちが、放射性同位元素を糊状《のりじょう》にして肺炎患者の口蓋（上顎《うわあご》の天井）に塗り、翌朝それがどこに行っているかを画像診断の機械で撮影して調べました。すると、放射性同位元素は肺に入っていたのです。つまり、飲み込む機能が低下している人は、寝ている間に気づかずに唾液を誤嚥していて、それが原因で肺炎を発症することがわかったのです（＊3）。

誤嚥性肺炎の原因は、飲食ではなかった

これが何を意味するか、おわかりでしょうか？　誤嚥性肺炎を起こすと禁飲食にされることが多いのですが、飲食が原因ではないということです。もう一つ付け加えれば、逆流した胃液を誤嚥してしまい、胃酸によって肺炎が起こることもあって、この場合も飲食が原因ではありません。

胃と食道の間には「噴門」という関門があり、普段は閉じていて、食道から食べ物が入ってくると瞬時に開くようになっています。この開閉を担っているのが「下部食道括約筋《かつやくきん》」という筋肉ですが、この筋力が40代頃から衰え始め、胃の内容物が逆流しやすくなってしまうのです。

この状態が慢性化すると、食道に炎症が起こって「逆流性食道炎」を発症し、寝ている間にも逆流が起こるようになってしまいます。しかも高齢者では、逆流性食道炎を発症している人が2～3割にも及ぶと言われています。

いずれにせよ、飲み込む機能が落ちている人を禁飲食にすると、さらに飲み込む機能が落ちてしまい、むしろ逆効果。夜間の誤嚥がもっと増えてしまいます。ですから、誤嚥性肺炎を起こした人には禁飲食ではなく、機能を上げるために、飲み込むトレーニングを開始するべきなのです。もちろん、安全管理はきちんとしなければいけませんが。

もう一つこの研究からわかったのは、夜寝る前に口の中をキレイにしておくことが大事だ、ということです。寝ている間、口の中の細菌が少なければ、たとえ誤嚥しても肺へのダメージが少なくて済み、肺炎を発症する確率が低くなります。

誤嚥性肺炎は寝ている間の唾液の誤嚥が主な原因であり、それを防ぐには口腔機能を上げることと、寝る前に口の細菌を減らすことが大事です。

それがわかっているのに、誤嚥性肺炎による死者は増え続け、１９７９年には４２３人であった死者が、２０１８年には３万８４６２人に達しています。高齢化が拍車をかけていることもありますが、それにしても、この数は多すぎるのではないでしょうか。

②誤嚥性肺炎は老人事《ひとごと》じゃない！

肺炎や老衰の中にも、誤嚥性肺炎が紛れ込んでいる

誤嚥性肺炎による死者数は３万８４６２人と述べましたが、実態はもっと多い可能性があります。

２０１８（平成30）年の人口動態統計月報年計によれば、日本人の死因１位はがん（27・４％）、２位が高血圧性を除く心疾患（15・３％）、３位が老衰（８％）、４位が脳血管疾患（７・９％）、５位が肺炎（６・９％）。それとは別に、誤嚥性肺炎が２・８％（３万８４６２人）です。

資料9　入院をともなう肺炎における誤嚥性肺炎の割合

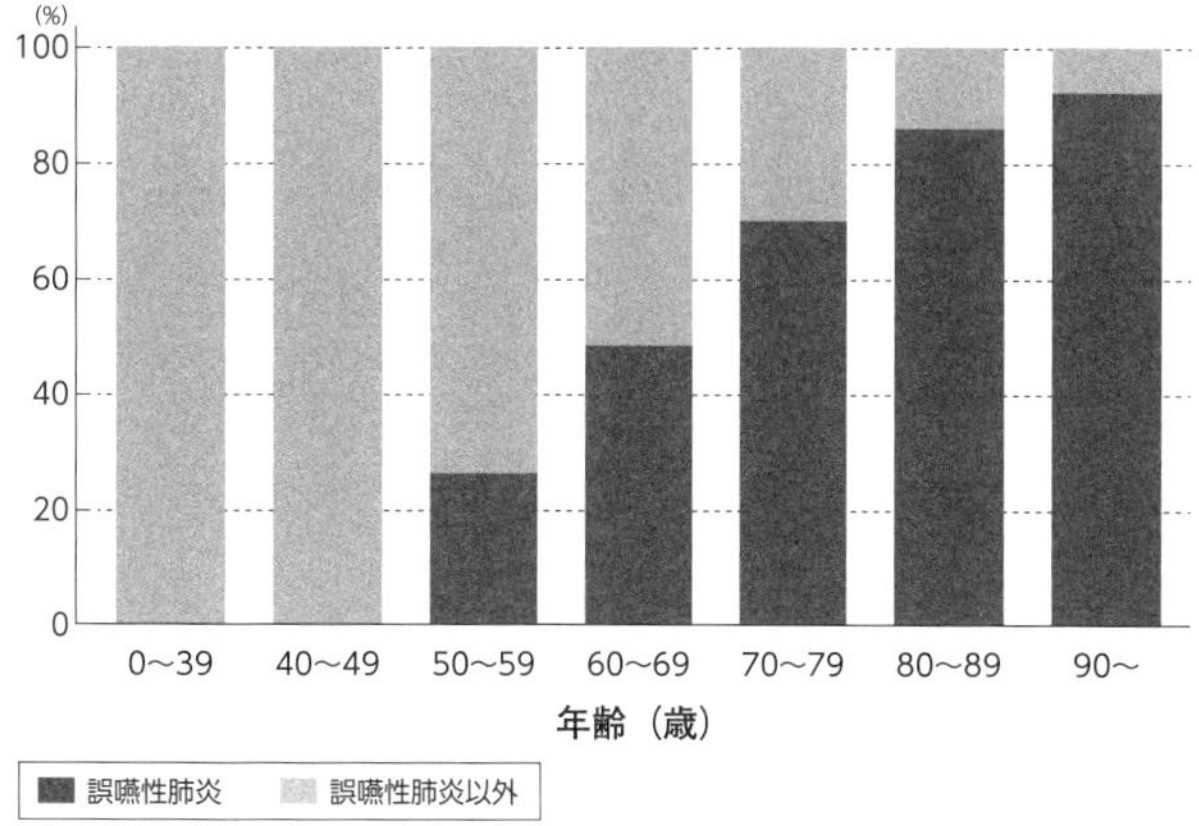

出所：Teramoto, et al. J Am Geriatr Soc. 2008; 56: 577-579

　ただし、肺炎や老衰の中にも誤嚥性肺炎が相当数含まれているのではないかと言われていて、実際には誤嚥性肺炎による死者数はもっと多いと考えられるのです。誤嚥性肺炎の多くが夜間の不顕性誤嚥から発症するということは、何が肺炎の原因かわかりにくいということです。また、高齢者の場合はそもそも肺炎の兆候がはっきり出ないことも多く、肺炎で徐々に体が弱って亡くなったケースが、老衰と診断されることもあるようなのです。

50代でも2割が誤嚥性肺炎

　しかも、誤嚥性肺炎は高齢者だけの問題ではありません。肺炎で入院した人のうち、誤嚥性肺炎の人の割合は50代で約2割、60代で約5割を占めるのです。50代、60代では、まだ体力・免疫力ともにある人が多いため、亡くなることはあまりありません。が、その人たちがなんの手立ても打たないままに年齢を重ねたら、どうなるでしょうか。

誤嚥性肺炎で亡くなったり、禁飲食になったりしないためには、口腔機能が衰え始める40代ぐらいから、意識して誤嚥予防に努めることが大事なのです。

③口から食べない人にも、口腔ケアは必要なのか

口から食べなければ細菌は繁殖しない!?

講演会などでよく質問されることの一つに、「口から食べない人にも、口腔ケアは必要なんですか」があります。なんらかの事情で胃ろうを造設した人や、鼻から胃に管を通して栄養を入れている人、あるいはその家族などは、確かに迷うところだと思います。

あなたは、どう思いますか？

口から食べないということは、細菌の餌になる食べカスがないということですから、細菌は繁殖しないのでしょうか。

実は、違います。**剥《は》がれ落ちた口の中の粘膜が、餌になる**のです。

皮膚が28～40日周期でターンオーバー（細胞の入れ替わり）していることは知っていても、粘膜がターンオーバーすることは、知らない人が多いかもしれません。しかし、口の中の粘膜は皮膚よりも早く、9～14日程度の周期で剥がれ落ちているのです。口の中の傷が皮膚の傷よりも早く治るのは、唾液の殺菌作用のためもありますが、このためでもあります。

さらに、歯茎などからの出血があれば、血液も細菌の餌になります。血液は非常にいい餌なのです。また、鼻から胃に管が入っている人は、管に細菌が付着しやすいという事情もあります。口から食べなくても、細菌は増殖するのです。

しかも、口から食べていればたくさん唾液が出ますし、飲み込むときに一緒に細菌も飲み込んで、食べるたびに口の中がキレイになりますが、口から食べないと、この機会がありません。口から食べないことで、口の機能も低下していきます。歩かなければ歩けなくなるように、使わない機能が低下するのは、体のどの部分を取っても同様です。

したがって、口から食べない人は、口から食べている人よりもしっかりと、口腔ケアをしないといけないのです。

歯がまったくない人と、誤嚥性肺炎の関係

では、歯がまったくなければ、細菌の繁殖は抑えられるのでしょうか？　口から食べなければ歯は使わないわけですし、いっそ全部抜いてしまった方が、口腔環境はよくなるのでしょうか。

確かに、細菌の数は減るかもしれません。虫歯菌や歯周病菌は、歯や歯の周りにいるからです。しかし、その代わりに、飲み込む機能が低下します。

私たちが何かを飲み込むとは、精妙な反射運動の連続ですが、その発端が歯と歯を噛み合わせることだからです。先にも述べましたが、歯と歯が噛み合うことで顎が固定され、舌が上顎に向かって上がり、それに伴って舌骨と喉頭が前上方に上がり、気管に蓋がされて食道が開くのです（**第1章6**参照）。

歯がまったくないと、この一連の動きがうまくいかず、誤嚥が増えます。歯がなくても細菌はゼロではありませんし、口から食べなくても唾液がまったく出ないわけでもありませんから、飲み込みの機能が低下すれば、誤嚥性肺炎を発症する確率は高くなるのです。

ということは、**口から食べなくても、歯がない人は入れ歯を入れるなどして、噛み合わせを確保する必要がある**ということ。そうすることで、誤嚥を減らすことができます。口から

食べないから入れ歯は必要ない、ということではないのです。

ただし私としては、少しでも嚥下反射が残っていて、本人に食べたい気持ちがあるならば、「口から食べない人」を「口から食べる人」に戻す努力をするべきだと思っています。**口から食べないから口腔ケアをしっかりするのではなく、再び口から食べるために口腔ケアをしっかりする。**同じ口腔ケアをするにしても、そう思った方が気持ちが前向きになりますよね。

④「死ぬまで噛んで食べる」って、どういうこと？

最期まで口で噛んで食べたCさん

死ぬまで口で、噛んで食べる。

これを実現するための口腔ケアについて見てきましたが、では、死ぬまで噛んで食べるとは、具体的にどのような状況でしょうか？

一例として、私が出会った女性Cさん（91歳）のことをお話ししましょう。

Cさんはがんの末期で、自宅で療養中でした。息子夫婦と同居ですが、息子夫婦は同じマンションの1階で食堂をやっていて、昼間は不在。昼食はお嫁さんが店で作って運んできてくれます。私は、「入れ歯がぐらつくので直してほしい」という依頼をケアマネジャー経由で受けて、訪問することになりました。がんなどでやせると、服や靴が合わなくなるだけでなく、入れ歯も合わなくなるのです。

訪問初日。がん末期と聞いていたので心配していましたが、Cさんは立ち上がって私を迎えてくれました。少し話をしてから入れ歯を見せてもらうと、上下とも総入れ歯で、口を開けるとすぐ外れてしまうような状態です。「よく噛めなくて」とCさんが言う通り、これでは食べるのが大変だったでしょう。

「大丈夫ですよ」と言って、私は準備を始めました。歯茎と接する面に修理用のプラスチックを流し込んで、隙間がないようにすることができるのです。

修理用プラスチックを流し込んだ状態で、まずは上から装着してもらい、型取りの要領でプラスチックを顎に密着させます。下も入れたら噛み締めてもらって、プラスチックが固まるまで数分。固まったら外してバリ（不要な突起、出っ張り）を削り、入れ歯の床を滑らかにしてから、噛み合わせを調整していきます。何度か調整して「ピッタリしました」という言葉をもらい、その日は終了です。

１週間後、入れ歯の調子を確認するために訪れると、Ｃさんはダイニングテーブルで昼ご飯を食べているところでした。「ごめんなさい、食べるのが遅くて」と食べるのをやめようとするＣさんに、「どうぞそのまま食べていてください」と言って、私は横の椅子に腰掛けました。

Ｃさんは、ゆっくりゆっくりご飯を食べていきます。ブリの照り焼きを一切れ箸で取って口に運び、顎を動かしてゆっくり噛み、ゴクンと飲み込む。今度はご飯を少し取って口に運び、ゆっくり噛み、ゴクンと飲み込む。お茶碗を置いてお椀を持ち、味噌汁を一口含んで、ゴクンと飲み込む。

私は息を詰めてその姿を見ていました。とても美しかった。やせ細ったＣさんですが、その姿には圧倒されるようなオーラがあり、神々《こうごう》しくさえありました。

３日後の夜、お嫁さんから電話が来て、Ｃさんが亡くなったと伝えられました。その日の朝はいつも通りにご飯を食べて、昼ご飯を持っていったら、起きてこなかったと。最期まで口で噛んで食べて、Ｃさんは亡くなったのです。

「またおいしく食べられるようになって、とても嬉しい」と、生前Ｃさんは言っていたそうです。わずか10日ほどの間ですが、入れ歯が口に合うようになったことで、Cさんが食べる喜びを感じてくれていたのなら、これほど嬉しいことはありません。

食べることは最後まで残る楽しみ

Cさんにとって食べることが喜びであったように、食べることは高齢者にとって大きな楽しみです。体がうまく動かなくなっても、目や耳が不自由になっても、食べることは最後まで残る楽しみで、それは施設入居高齢者の関心事の1位が「食事」であることからもわかります。

もちろん、食べることはすべての年代の人にとって、大きな楽しみです。それは、行列のできる飲食店があったり、グルメ番組がたくさんあったりすることからもわかります。ただ、おいしいと感じるものは、若い人と高齢者では異なっています。

たとえばあなたは、サラダせんべいやたまごボーロは好きですか？　実はこのような食べ物は、高齢になると好きな人が増えます。なぜかというと、唾液で湿らせることでやわらかくなり、食べやすいからです。年を取ると唾液の分泌が少なくなりますから、サラダせんべいのようなものは好まないのかと思うと、そうではないのです。

資料10　施設入居高齢者の関心事（複数回答）

	1位	2位	3位
特別養護老人ホーム (n=773)	食事 44.8%	行事参加 28.0%	家族訪問 25.3%
老人保健施設 (n=1324)	食事 48.4%	家族訪問 40.0%	行事参加 35.2%
老人病院 (n=362)	食事 40.0%	家族訪問 39.4%	テレビ 28.3%
療養型病院 (n=50)	食事 55.1%	家族訪問 55.1%	テレビ 30.0%

出所：加藤順吉郎「福祉施設および老人病院等における住民利用者（入所者・入院患者）の意識実態調査分析結果」『愛知医報』1434: 2-14, 1998.

飲み込みの機能が低下している場合は、気をつけなければならない食べ物もあります。たとえばお餅やこんにゃく入りゼリーなどで、これらの食品は口の中で自然にバラけないため、よく噛まないうちに喉にツルンと入ってしまうと、気道に詰まって窒息してしまうことがあります。

似た食べ物ですが、ゼリーとプリンではプリンの方が難易度が高い、ということもあります。口の中に入れたとき、ゼリーはまとまった状態ですっと飲み込めますが、プリンはグチャグチャに細かく割れてしまうため、飲み込みにくいのです。トンカツとカツサンドでは、カツサンドの方が食べやすいということもあります。コロモがソースで湿っているからで、コロモがサクサクしていると、口の中でバラバラになってしまって飲み込みにくいのです。

　高齢になると、どうしても飲み込む機能が低下しますから、気をつけなければいけない食品は出てきます。しかし、食べることは最後まで残る楽しみです。できるだけ長く、好きなものを食べられる状態でいるためには、今のうちからしっかり噛んで食べて、口の機能を高めておくことが大事なのです。

3　唾液はエライ!

①サラサラ唾液とネバネバ唾液、どう違う?

状況によって、出る唾液は異なる

「噛んで食べる」と言うと、どうしても歯のことばかり考えがちですが、実は、噛んで食べる際には唾液の働きがとても重要です。

　これまでにも唾液の殺菌作用や洗浄作用、食塊形成や再石灰化との関わりなどについて述

べてきましたが、ここで改めて、唾液の役割をまとめておきましょう。

まず初めに、唾液の種類についてです。唾液にも種類があるのですが、ご存知でしょうか？

たとえば、お弁当の蓋を開けたら、ご飯の真ん中に梅干しがのっていた。それを見た瞬間に、キューッと耳の付け根が縮むような感じがして、サラサラした唾液がワーッと出た。このときの唾液と、人前で何かを発表しなければならないような時に感じる唾液は、明らかに違いますよね。緊張したときの唾液はネバネバしていて、「固唾《かたず》を呑む」という言葉がある通り、液体なのに固い塊のような感じがします。

この2種類の唾液を、「サラサラ唾液（漿液《しょうえき》性唾液）」と「ネバネバ唾液（粘液性唾液）」と呼びます。

また、ご飯を食べた、歯磨きをした、酸っぱいものを見たなどの刺激を受けたときに出る唾液を「反射唾液」、そうでないときに出る唾液を「安静時唾液」と呼びます。

反射唾液にも安静時唾液にも、サラサラ唾液とネバネバ唾液の両方が含まれていますが、その割合が異なっています。何かを食べたときなどに出る反射唾液には、サラサラ唾液の割合が多いのです。

サラサラ唾液はリラックスした状況で分泌されやすく、主に耳の下にある「耳下腺《じかせん》」という唾液腺から分泌されます。梅干しを見て耳の付け根がキューッとするのは、そのためです。

さらに、サラサラ唾液は何かを食べるとたくさん分泌されるようになっているため、「唾液アミラーゼ」などの消化酵素を豊富に含んでいて、消化を助ける働きがあるという特徴もあります。

それに対してネバネバ唾液は、緊張したりイライラしたりといった、ストレスの多い状況で分泌されやすい唾液です。唾液の分泌は自律神経で調節されていて、サラサラ唾液はリラックスした状態で働く自律神経「副交感神経」の、ネバネバ唾液は緊張した状態で働く自律神経「交感神経」の支配下にあるのです。

ネバネバ唾液は悪者なのか

私たちは時に、非常に緊張した状態で食事をしなければならないことがあります。取引先の重役、しかも初対面の人との会食とか、お見合いの席とか、災害時とか、極端な例では戦闘状態の中での食事とかです。このような状況ではとても食べづらく、ご飯が喉につかえる

資料11　3大唾液腺から分泌される唾液

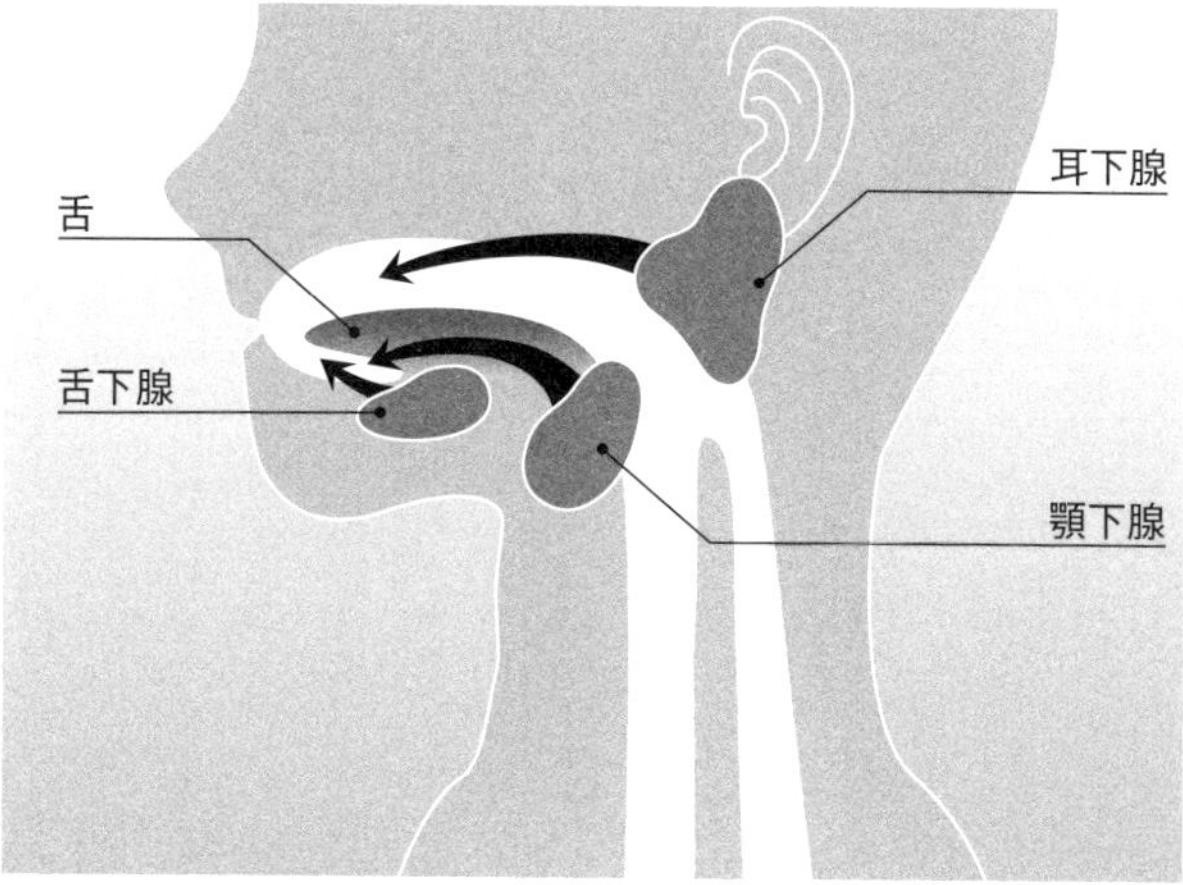

ような感じがしますが、それはサラサラ唾液が出にくいからなのです。

ストレスの強い状態で分泌されるというと、ネバネバ唾液はよくない唾液だと思うかもしれませんが、そんなことはありません。噛み砕いた食べ物を塊状にまとめたり、細菌を絡め取ったり、口の中の粘膜を保護したりと、ネバネバしているからこそできることがあるのです。ちなみに、ネバネバの素になる成分「ムチン」は、納豆やオクラ、ナメコなどにも含まれる成分です。

ネバネバ唾液を分泌するのは主に、顎の下にある「顎下腺《がっかせん》」と舌の下にある「舌下腺《ぜっかせん》」です。サラサラ唾液を出す耳下腺とこの2つを合わせて「3大唾液腺」と呼びます。唾液を出す唾液腺はこのほかにも頬の内側や唇の内側、上顎などにもあって、これらは「小唾液腺」と呼びます。

ところで、唾液は１日にどれくらい出るか、ご存知でしょうか？

まず、口の中にある唾液の量は、２～３㎖とされています。では、１日では？　２００㎖か３００㎖でしょうか？　違います。唾液の分泌量は、１日あたり１０００～１５００㎖。１ℓのペットボトル１本から１本半です。尿が１日あたり１０００～２０００㎖ですから、ほぼ同等。かなりの量であることがわかります。

②唾液がなければ飲み込めない、味も感じない

味を感じる仕組みとは

唾液の役割を、もう少し見ていきましょう。

何かを食べたとき、私たちは味を感じます。それを不思議なこととは思わず、「おいしい」とか「まずい」とか言っていますが、実は、味を感じるのは唾液があるためで、唾液がないと味を感じません。食品に含まれる味物質の分子が唾液に溶けて、それを受け取る「受容

資料12　味蕾と味細胞

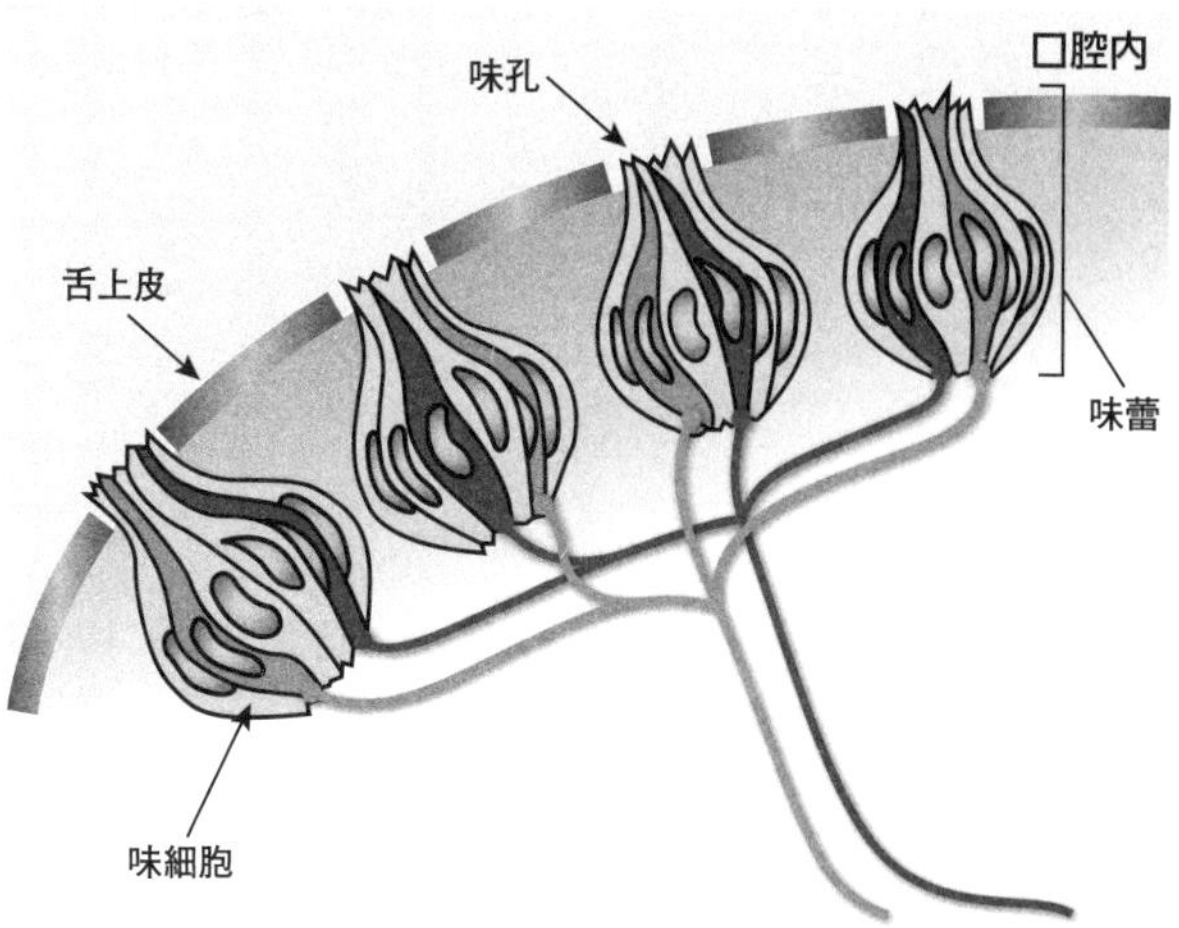

体」という構造を持つ「味《み》細胞《さいぼう》」に合体することで初めて、味を感じるのです。

したがって、糖尿病などの病気や加齢、あるいは薬の影響などによって唾液が分泌されにくい人は、味を感じにくくなってしまいます。

味細胞があるのは、主に舌の「味《み》蕾《らい》」という小器官の中ですが、味蕾は上顎の奥や食道の上部などにもあって、その中にも味細胞があります。昔は、甘味は舌の先端で感じ、苦味は奥で感じるなどとされていましたが、今はそうでないことがわかっています。私と同年代の方は、小学生の頃に「舌の味覚地図」を教わった記憶があると思いますが、あれは間違っていたのです。

味細胞はそれぞれ「酸味・塩味《えんみ》・苦味《くみ》・うま味・甘味」の基本５味のうち、どれかを感じるようになっています。その５種類の味細胞が、一つの味蕾の中に合わせて50～１００個程度入っているため、一つ一つの味蕾がすべての味を感じるのです。

味蕾はデリケートな器官で、口臭を気にして歯ブラシや舌ブラシで舌を強くこすると、傷ついてしまうことがあります。味蕾は傷ついて再生しないこともありますから、そうなるといくら唾液が出ても、舌で味を感じられなくなるのです。ただし、味蕾は舌以外のところにもありますから、まったく味を感じないわけではありません。が、やはりメインの器官が機能しないのですから、何を食べても文字通り〝味気なく〟なってしまいます。

患者さんの中にも、若いのに「味がよくわからない」と言ってくる人がいて、事情を聞くと舌をこすり過ぎていることがあります。味蕾は若い人ほど数が多く、赤ちゃんや小児は１万個、成人で５０００～７５００個、高齢者では３５００個程度と言われていますから、本来なら若い人は味をよく感じるはずなのです。

中高年の人の中にも、口臭を気にして舌をこする人がいますが、ただでさえ味蕾が減っている状態ですから、若い人よりもさらに危険。舌をゴシゴシこすったりしないでください。

普通にご飯を食べている人は、唾液が出て口の中をキレイにしてくれますから、舌がひどく汚れることはありません。舌をキレイにしたいときは、上顎に舌を数回こすりつけるだけで十分です。

歯で噛んだだけでは、食べ物を飲み込めない

話が逸《そ》れましたが、唾液にはまた、食べ物をまとめて「食塊」を作り、飲み込みやすくする働きもあります。ここまでにも何度か触れましたが、とても重要な働きです。

　食べ物を歯で噛み砕いただけでは、私たちはそれを飲み込むことができません。たとえば、おせんべいをミキサーにかけるとバラバラの破片になりますが、噛んだだけではそのような状態でしかないからです。噛みながら唾液と混ぜ合わせることによって、食べ物の破片は水分を含んで柔らかくなり、寄り集まって唾液でコーティングされます。いわば肉団子のような塊になり、それでようやく楽に飲み込めるのです。

　さらに、唾液には消化を助ける働きもあります。唾液に含まれる「唾液アミラーゼ」という物質が、デンプンを分解して麦芽糖（マルトース）という、より消化吸収しやすい物質に変えてくれるのです。そのため、よく噛んで唾液をたくさん出し、食物と唾液をしっかり混ぜ合わせると、消化吸収がよくなって胃への負担も軽くなります。

③唾液が口や体を守ってくれる

もしも唾液がなかったら

唾液には、口を守る働きもあります。

まず、唾液には、口の中の粘膜の表面を覆って潤いを保つと同時に、粘膜を保護する働きがあります。もしも、口の粘膜が唾液の膜に覆われておらず、渇いてむき出しの状態だったら、おせんべいなんて痛くて食べられないに違いありません。無理に食べれば、口の中が傷だらけになってしまうでしょう。

熱いものや冷たいもの、辛いものなどの刺激に対しても弱くなりますから、山椒《さんしょう》を利《き》かせた熱々のマーボー豆腐や、ニンニクと胡椒《こしょう》をたっぷりかけたラーメンなんて、危険もいいところ。バリエーション豊富な食べ物を食べられるのは、口の粘膜が唾液に覆われているからなのです。

また、唾液には、殺菌・抗菌作用によって虫歯や歯周病から口を守る働きもありますし、サラサラ唾液によって口の中の細菌を洗い流す働きもあります。ネバネバ成分のムチンによって細菌を塊にし、歯の表面などに付着しないようにする働きもあります。

ちなみに「殺菌」とは菌を殺すことですが、「抗菌」は少し意味が違って、細菌の増殖を抑えること。洗剤のパッケージなどでよく見る「除菌」は、菌を減少させるという意味です。

唾液が体を守ってくれる

さらに唾液は、歯の再石灰化やpH緩衝《かんしょう》機能によっても、虫歯を防いでいます。

歯の表面は人体で最も硬いエナメル質に覆われていますが、酸には弱く、食物に含まれる酸や虫歯菌の作り出す酸によって溶けていきます。ところが、唾液にはカルシウムやリンなどのミネラルが多く含まれていて、これらの成分が、溶け出したエナメル質を修復するのです。これを「再石灰化」と呼びます。

「pH緩衝機能」とは、食事などによって口の中が酸性になったとき、それを中性に戻す働きです。口の中が酸性だとエナメル質が溶けて虫歯になりますが、唾液に含まれる重炭酸塩やリン酸塩などの成分が、口の中を元の中性の状態に戻すのです。

唾液には、口だけでなく体を守る働きもあります。口は外部からの物の取り込み口ですから、ここが無防備だと体が大変なことになってしまいます。そのため唾液には、天然の抗生物質と呼ばれる「ラクトフェリン」をはじめ「免疫グロブリン」など、さまざまな殺菌・抗菌成分が含まれていて、口に入ったものの無毒化を図っているのです。

さらに唾液には、がん発生の引き金となる「活性酸素」を減少させる働きもあります。活性酸素とは非常に酸化力の強い酸素で、細胞のＤＮＡを傷つけ発がんのきっかけを作ります。これを、唾液に含まれるペルオキシダーゼやカタラーゼなどの成分が分解してくれるのです。

④唾液を減少させないために

唾液はなぜ減るのか

唾液の分泌量が多いか少ないかは、私たち歯科医は、デンタルミラーを口の中に入れたときにわかります。デンタルミラーとは、歯の裏側などを見るときに使う、柄のついた小さな鏡です。唾液が出ていればデンタルミラーがスムーズに動くのですが、唾液が少ないと頬の内側にくっついてしまって動かないのです。

唾液が少ない場合の自覚症状には、口が渇く・粘つく、口が臭う、滑舌が悪くなる、虫歯や歯周病が増えるなどがあります。一つでも当てはまることがあったら、唾液の分泌量が減っている可能性があります。

唾液が減る原因としては、糖尿病やシェーグレン症候群のような病気のほか、薬の影響や加齢、女性では閉経もそうだと言われています。これまでと生活が変わったわけでもないのに、やけに虫歯が増えたと思ったら、シェーグレン症候群を発症していた、というケースもあります。

シェーグレン症候群とは、涙《るい》腺《せん》や唾液腺など全身の外分泌腺に慢性的な炎症が起こる病気で、ドライアイやドライマウスなどの乾燥症状が現れます。免疫が自分の体を攻撃してしまう自己免疫疾患の一種ではないかと言われていますが、正確な原因は不明です。

加齢については、患者さんを診ていると、高齢になると唾液が減るのは確かなのですが、それが純粋に加齢のせいなのか、薬などほかの要素の影響なのかは、正直なところよくわかりません。高齢になって何も持病がなく、薬も飲んでいない人は、ほとんどいないからです。

薬の影響はとても大きくて、風邪薬や胃薬などをはじめ、４００種類近くの薬に、唾液を減少させる作用があるとされています。さらに、「薬の種類によらず何らかの薬を投与されているとドライマウスになりやすく、１日に７種類以上の薬を飲んでいる人では65％以上がドライマウス」という研究報告もあります。多剤併用は思わぬ副作用があって危険だと言われていますが、口の機能への影響も見過ごせないものがあるのです。

生活習慣が変わると唾液が増える

では、大切な唾液を減少させないためには、どうすればいいでしょうか？

唾液の分泌量は、常に一定ではありません。リラックスしているか緊張しているかによっても異なりますし、熱があるとか疲れているといった体調にも左右されます。

定期的に口腔ケアをしている患者さんだと、前回はキレイだったけれど今回は歯石がたくさん付いている、ということがあります。それで、「このところ体調が悪くなかったですか？」と尋ねると、「そうなのよ」という言葉が返ってきます。やはり、体調がよくてご飯をモリモリ食べられるときは唾液もたくさん出て歯もキレイですが、体調が悪くてご飯を食べられないと、唾液も減って歯も汚れるのです。

ですから、まずは体調を整えること。それには生活習慣が大事です。適度な運動をして、栄養バランスのいい食事をする。よく噛んで食べる。人と会って話す。リラックスできる時間を増やす。どれもよく言われることですが、このような当たり前のことが大事です。

さらに、薬にも気をつけましょう。何種類もの薬を処方されている人は、医師に相談して、重複している薬や、やめてもいい薬がないかどうか、チェックしてもらいましょう。医師に言いにくかったら、行きつけの薬局の薬剤師に相談してみてください。

そして、水分を補給すること。体の水分が足りないと、唾液も減ってしまいます。ただし、コーヒー、紅茶、緑茶などは水分補給には向きません。カフェインが入っていると唾液の分泌が抑えられますし、カフェインには利尿作用があって、水分が尿として出てしまうからです。もちろん、アルコールも体の水分を奪いますから、水分補給にはなりません。

また、口が渇くとうがいをする人がいますが、これもよくありません。ただでさえ少ない唾液を洗い流してしまうからです。

4　口と舌は筋肉でできている

①噛むときは、舌と頬で食べ物を押さえている

骸骨はせんべいを食べられない

舌の働きについても、まとめておきましょう。

舌は、私たちが何かを食べるとき、最も重要な役割を担っていると言っても過言ではありません。「食べ物が来たぞ！」と感知して唾液の分泌を促すのも舌ですし、食べ物を受け取って味を感じたり、異物があればそれを感じたりするのも舌。毒があると感知して、それを吐き出すのも舌。そして、口に入った食べ物を頰側に送り、頰と協力して歯と歯の間に食べ物を保持し、噛めるようにするのも舌です。

食べるとき、私たちは噛む行為、すなわち歯の動きは意識しますが、舌の動きは意識しません。舌の動きについては無意識なのですが、舌がなければ私たちは、口で噛んで食べることができないのです。

このことは、中学校の理科室にあった骸骨《がいこつ》の模型を思い出してもらうと、わかりやすいかもしれません。「あれがあるために、理科室に行くのが怖かった」という人もいると思いますが、それはともかく、骸骨が口を開けてせんべいを食べた、と想像してみてください。

私たちがするように、手でせんべいを持って、口を開け、奥歯の間に入れ、バリッと噛みます。すると、せんべいは２つか３つに割れますが、支える舌と頰がないので、歯からこぼれ落ちてしまいます。１回噛んだらそれっきり。なんだかかわいそうですが、骸骨はせんべいを食べられないのです。

舌がなければ、歯が乱れる

実は、舌と頬の協働は、噛むときだけでなく24時間ずっと続いています。

もしも舌がなかったとしたら、口の中がいったいどうなるか、あなたは想像がつくでしょうか？　頬や唇に押されて、歯が内側に動いてしまうのです。つまり、頬や唇が外側から、舌が内側から押すことで、歯は一定の位置を保っているのです。

では、歯がまったくない状態が長く続くと、どうなると思いますか？　舌が広がって、もともと歯のあった歯茎の上まで覆うようになるのです。ただしこれは、舌が大きくなったのではなく、せき止めるものがなくなって伸び広がった、という状態です。

さらに舌は、食べ物を唾液と混ぜ合わせて食塊にする役割も担っています。食べ物を歯と歯の間に送って噛ませ、唾液と絡ませて塊にし、塊を歯と歯の間に送ってまた噛ませる。そのようにして食べ物を、肉団子状の食塊にするのです。

食べ物を飲み込む際に起こる、嚥下反射の引き金を引くのも舌です。食塊ができると、舌が上顎に向かって押し上がると同時に、舌の付け根が下がって食塊が喉の入り口に送り込まれ、舌の動きに連動して嚥下反射が起こります。舌の下にある舌骨が前上方に上がり、喉頭が上がって気管に蓋がされ、食道が開いて食塊が飲み込まれるのです。

舌がなければ、歯があっても食べ物を噛めないし、飲み込めないわけで、舌とはまさに、摂食嚥下の指揮官とも言うべき存在なのです。

②食べることには、60種類以上の筋群が関わっている

舌を自在に動かせるのは筋肉のおかげ

舌は摂食嚥下の指揮官ですから、この機能が低下すると食べることにすぐ支障が出ます。むせる、食べこぼす、滑舌が悪くなった、以前よりも食事に時間がかかるようになったなど、オーラルフレイル（口の虚弱）の兆候の多くは、舌の機能低下によるものです。

そして、舌の機能低下は、舌の筋力低下が主な原因です。というのも、**舌は筋肉の塊で、私たちが舌を自在に動かせるのは、舌の筋肉のおかげなのです。**

舌の筋肉は大きく「外舌筋《がいぜつきん》」と「内舌筋《ないぜつきん》」に分かれます。外舌筋は骨と舌を結びつけている筋肉の集まり（筋群）で、舌を前後左右上下に動かします。結びついている骨は、下顎の「下顎骨」、顎の下にあって嚥下反射に関わる「舌骨」、頭蓋骨の側下部にある「側頭骨」で、

筋肉はすべて左右対称についています。

内舌筋は舌の内部でさまざまな方向に走っている筋群で、舌の形を変える働きをします。「上縦《じょうじゅう》舌筋」「下縦《かじゅう》舌筋」「横舌筋《おうぜつきん》」「垂直舌筋」という名称を見ればわかる通り、縦横垂直に走っていて、舌を縮めたり伸ばしたり、広げたりします。

外舌筋と内舌筋が協調しながら働くことで、舌の精妙な動きが実現しているのです。

噛んで食べて、筋肉を鍛える

さらに、食べることには舌の筋肉だけでなく、非常に多くの筋肉が関わっています。たとえば食べ物を噛むときには、顎の外側にある「咬筋《こうきん》」と、こめかみにある「側頭筋」、下顎の内側にある「内側翼突筋《ないそくよくとっきん》」などが関わっています。口を大きく開けるときには「舌骨《ぜっこつ》上筋」が主に働きますし、口に食べ物を入れるときには口の周りにある「口輪筋《こうりんきん》」や頬にある「頬筋《きょうきん》」なども関わっています。

口輪筋や頬筋は表情を作る「表情筋」の仲間ですから、食べることは表情とも密接に関わっているのです。さらに、食べるときに使う筋肉は話すことにも、呼吸することにも関わっています。

食べることに関わる筋肉は、いちいち挙げていたらきりがないほどで、直接的・間接的なものを含めると全身の60数種類の筋群が食べることに関わっているとされています。ただし、残念ながらこれらの筋肉も、舌の筋肉と同様、加齢とともに衰えていきます。使わなければなおさらです。

ハッと気づいたら、食べることばかりか、話すことや表情を作ることにも支障が出ていた。無表情で、うまく話すこともできなくなってしまった……。そんなことにならないためには、やはりよく噛んで食べることが重要です。「よく噛んで食べるって、こればっかりですね」と言われそうですが、本当にそうなのです。

中高年になると、ウォーキングをする人が大勢います。あれはなんのためかというと、歩けなくならないように歩いているわけで、ある機能を保つには、そのことをするのがいちばん手っ取り早いのです。要するに、**食べる機能を保つには食べることが大事**。食べるために使う60種類以上もの筋群を一度に鍛えられるのは、それを一度に使うこと、すなわち噛んで食べることなのです。

資料13　開口に関わる主な筋肉

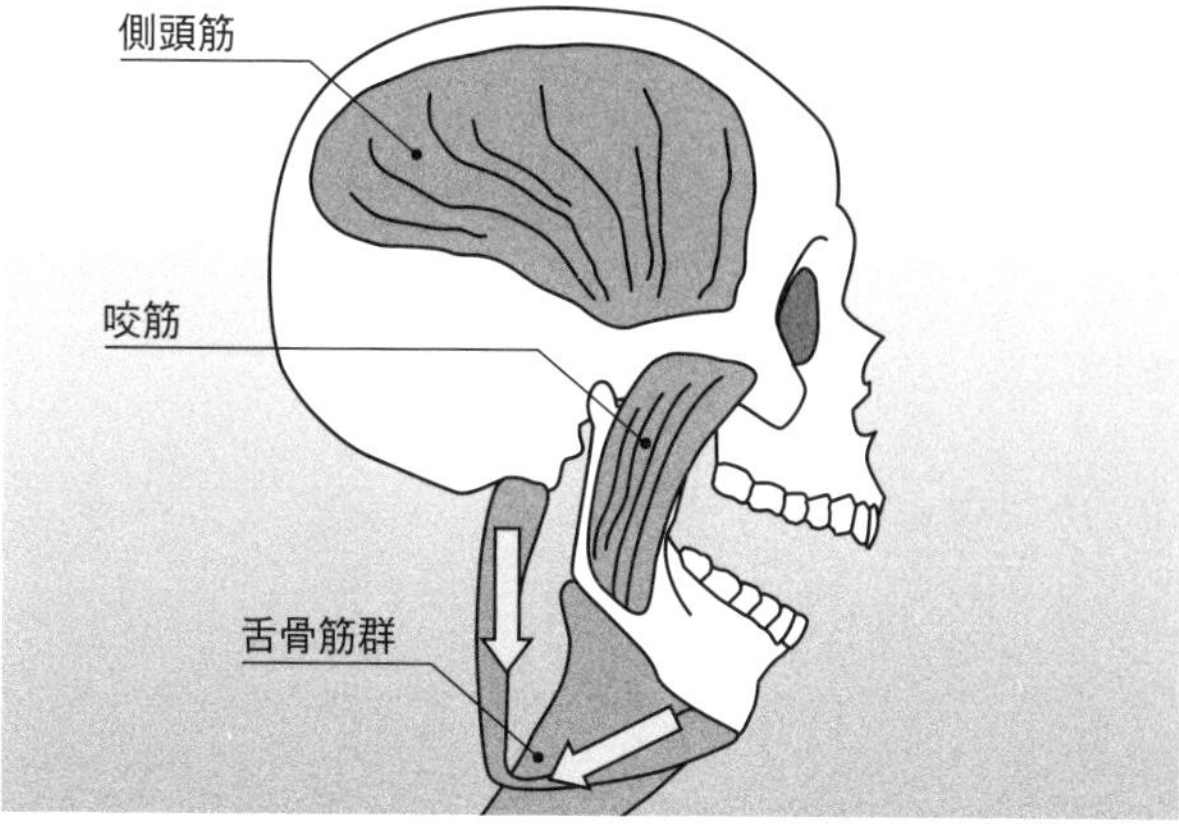

閉口に関わる主な筋肉

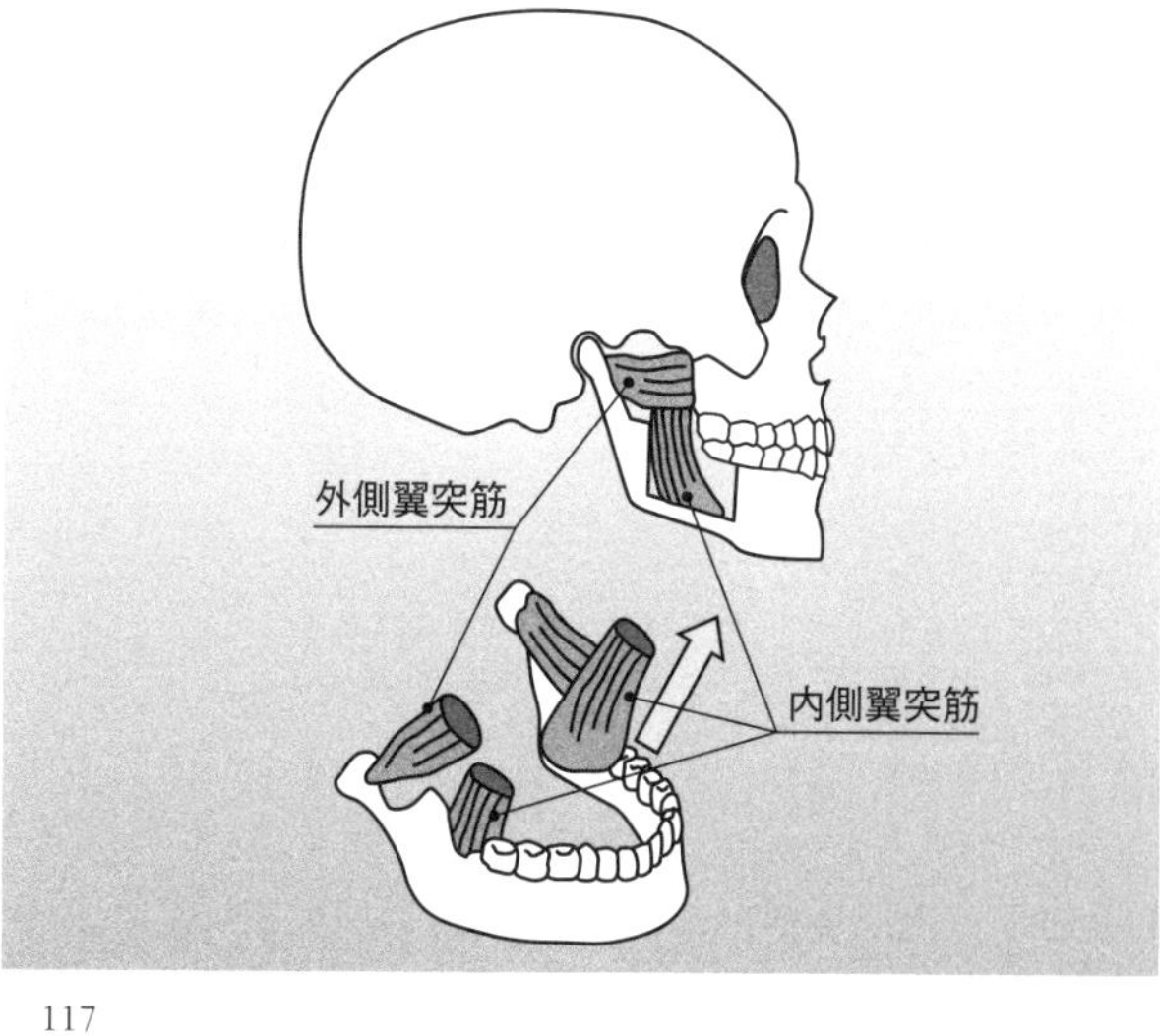

第3章　「死ぬまで噛んで食べる」に必要なのは、口腔ケアだけじゃなかった！

食べることには口だけでなく、姿勢や環境、体調、栄養や薬、道具など、とても多くの要素が関わっています。死ぬまで噛んで食べるには、私の専門である口腔ケアや摂食嚥下に加えて、それらさまざまな要素を見直し、整えることも重要です。

そこで第3章の1〜4節では、それぞれの要素について、対応策も含めて専門家の方々に語ってもらいます。普段見過ごしていることや、当たり前だと思っていることが、実は食べることに大きく関わっていることがわかると思います。

さらに、続く5節、6節では、それらの専門家と私がなぜ協働するようになったのか、現在に至るまでの経緯や、多職種連携のための仕組みについても述べます。

1　姿勢が悪くて、しっかり噛んで食べられなかった！

①どこでご飯を食べていますか？

【栗原《くりはら》俊介《しゅんすけ》：福祉用具専門相談員、シーティングエンジニア】

私の肩書きの一つ目「福祉用具専門相談員」とは、介護保険で車椅子やベッド、リフトなどの福祉用具をレンタルする際に、どのような道具を使えばいいか、その選び方をアドバイスしたり、使い方を説明したりする専門職のことです。

もう一つの「シーティングエンジニア」とは、使う人に合わせて車椅子などを調整する技術者。いわば、「座る」を整える専門家です。

みなさんは、靴のサイズを選ぶときには5ミリの差を気にしますが、椅子に座るときは、

5ミリの差を気にする人はほぼいないと思います。しかし、合わない靴を履いていると靴擦《くつず》れができるように、合わない椅子に座っていると、体に支障が出ます。この、椅子の5ミリを考えるのが、シーティングエンジニアです。

足を床に着けないで食べてみたら……

みなさんは、どこでご飯を食べていますか？　おそらく、「テーブルで、椅子に座って」という人が多いのではないでしょうか。家でもそうでしょうし、外食のときもそうでしょう。立ち食いそばを食べたり、立ち飲みしたりすることもあると思いますが、立って飲食するのは特別なことなので、「立ち食い」とか「立ち飲み」と言いますよね。

　昭和の時代には、床に座ってちゃぶ台で食事というスタイルも多かったと思いますが、今やスタンダードはダイニングテーブルに椅子です。ダイニングテーブルに、おじいちゃん、おばあちゃん、お父さん、お母さん、子どもたちと、家族が揃ってご飯を食べるのが幸せの象徴のように語られたりもします（現実には孤食も多いのですが）。

　でも、もしかしたら、一つのテーブルで食べるのは、おじいちゃん、おばあちゃんや子どもたちにとっては、ありがたくないことかもしれません。というのは、テーブルや椅子は身長

１７０センチの人が使ってちょうどいいように作られていることが多いため、小柄な人には大きすぎるのです。椅子が高すぎて、足が床に着かずにブラブラしてしまいますし、座面の奥行きがありすぎて背中が背もたれに届かない。テーブルも高くて、肩や頸に力が入ったり、顎が上がったりしてしまいます。これが誤嚥しやすい姿勢であることは、もうご存じですね。

とはいえ、テーブルや椅子が合わないとは、いったいどんな状態なのか、実感できない人も多いと思います。

そこで、講習会などで私はよく、「椅子に浅く座って、背もたれに背中をつけず、足を床に着けないで浮かせたまま、ご飯を食べてみてください」と、みなさんにお願いすることにしています。実際にやってみていただくとわかるのですが、体に余計な力が入ってしまい、すごく食べにくい。食べるのに使うべき筋力が、ほかのことに使われてしまって、しっかり噛んだり飲み込んだりできないのです。

もしも、この状態を毎日強《し》いられているとしたら……。おばあちゃんがご飯の途中で食べるのをやめてしまったり、子どもたちが食べることに集中できなかったりするのも、無理はありません。

車椅子は70年前の仕様?!

実は車椅子も、小柄な人には大きすぎます。公共施設などでよく見る折りたたみ式の「標準型車椅子」は、１９５０年頃から製造されるようになったもので、基本的には今もそれと同じ形です。70年間ほとんど変わっていないのです。

なぜその頃にこの車椅子が作られるようになったかというと、歩くことが不自由になった戦傷者のためでした。誰でも使えるようにサイズは大きく、折り畳めるように座面をシートにしたのです。そのため、小柄な人が標準型車椅子に座ると、背もたれに背中がつかない、足が浮く、座面がたわんで体が傾くといった状態になり、この状態で飲食すると非常に誤嚥しやすいのです。

この話をすると、みなさん「えっ、70年も？　変えればいいのに」と言いますが、普段は誰もそんなことを意識しないので、なかなか変わりません。ただし今は、寸法や角度を調節できるアジャスタブル型車椅子や、モジュール型車椅子といって、利用者の体型や使用目的によって車椅子を構成する部品を変えられるものなどもあります。

いずれにしても、高すぎるテーブルや椅子、体に合わない車椅子などで飲食する場合には、座り方を調整する必要があります。

まず、椅子が高すぎる場合は、足台を置くなどして、足がしっかり下に着くようにします。テーブルが高い場合は、椅子の座面にクッションを敷いて座る位置を高くし、背中と背もたれの間にもクッションなどを入れて、背中がしっかり後ろに着くようにします。

折りたたみ式の車椅子では、シートの上に硬い板を置いてまっすぐにし、その上にクッションを敷く。または、下がU字型で上が平らなクッションを、たわんでいるところに入れて、座面が平らになるようにします。このようなちょっとした工夫で、快適にご飯を食べられるようになります。

姿勢を整えたら、口から食べられた！

座る姿勢を調整するときに、私はいつも「接触面積を広くすること」と、「筋肉の緊張を取ること」を考えます。具体的にどうするかを、事例で見てみましょう。

Dさん（70代男性）は、脳梗塞で入院し、入院中に3回、誤嚥性肺炎を起こしたため、医師から禁飲食を言い渡されました。本人の希望で胃ろうは作らず、中心静脈栄養（血管から栄養を入れる方法）で、在宅療養に移行。中心静脈栄養だけでは、生きていくのに必要な栄養量が摂れないためか、医師からは余命数か月と宣告されていました。

「禁飲食と言われたけれど、余命数か月ならば、好物のお寿司を食べさせてやりたい」という家族からの要望で、訪問看護師が中心になり、歯科医、言語聴覚士、栄養士など10職種近くに私も加わって、要望を叶えるべく動き出しました。各専門職からアドバイスをもらって私が姿勢を整え、歯科医が口腔機能を評価し、その評価に基づいて言語聴覚士が口腔機能の訓練をする、といった流れです。

Dさんは日中は車椅子に座っていますが、その姿勢を見ると、骨盤と肩が上下に傾き、背中が反って、頭が後ろに倒れています。足の裏もフットサポート（足台）に着いていません。すなわち、お尻も、背中も、足も、車椅子にしっかり着いていない、接触面積が少ない状態です。そのため、体を自分の力で支えようとして、筋肉が緊張してしまっているのです。これではものを食べるどころではありません。

そこで私は、車椅子を変えることにしました。車椅子は介護保険の福祉用具レンタルで借りたものですから、もっとDさんに合ったものに変えることができます。その上で、Dさんに合わせて車椅子を微調整していきました。

すると、背もたれにしっかり背中が預けられるようになり、フットサポートに足の裏がき

資料14　Dさんの例（車椅子の変更と微調整）

正面図（Before）

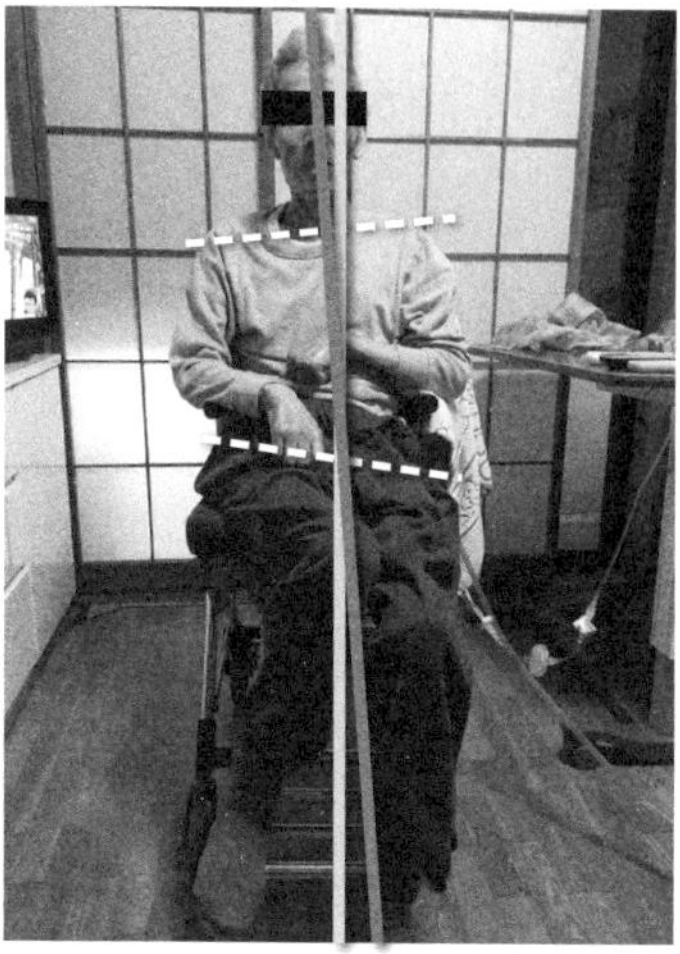

正面図（After）

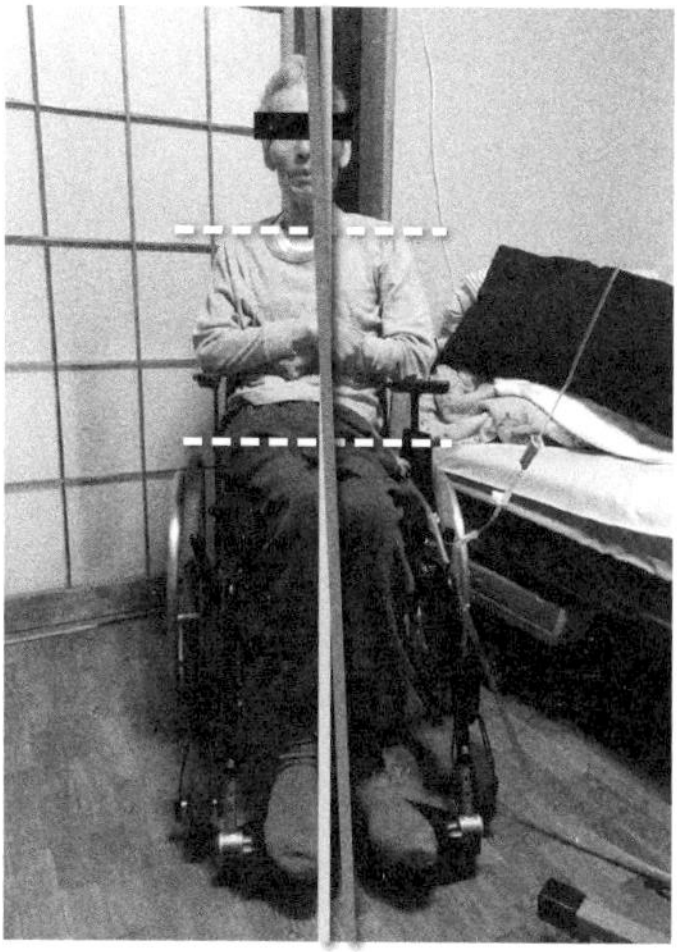

ちんと着くようになりました。接触面積が広くなったわけです。

写真（**資料14**）を見ていただくと、傾いていた骨盤と肩が水平になり、背筋がまっすぐになって、食道も地面に対して垂直になったのがわかると思います。腕や脚を見ていただくと、緊張していた体から力が抜けているのもわかると思います。


このように、姿勢を整え、食べる訓練を重ねた結果、Dさんは４か月後には口から１２００キロカロリーの栄養を摂れるようになり、中心静脈栄養をやめることができました。

残念ながらお寿司まではいかず、食べられるのは柔らかいものだけですが、それでもいいことはたくさんあります。中心静脈栄養の状態ではデイサービスに受け入れてもらえなかったのが、経口摂取可能になったことで、デイサービスに行けるようになったのです。口から食べることは、本人にとって大きな楽しみですが、介護する人にとっての負担軽減にもつながるのです。

私たち福祉用具専門相談員はよく、「**物が変わると生活が変わる**」と言うのですが、もっと大きいのは、**変えた生活を続けていくと、その人自身が変わることです。**

Dさんで言えば、体の緊張が取れてリラックスできるようになりましたし、食べる楽しみも取り戻し、体力もつきました。デイサービスに行けるようになったことで、気分転換ができて、気持ちも楽になったはずです。

座る・寝る・立つは、互いに影響し合っている

実は、座る姿勢を整える際に、「接触面積を広くすること」と「筋肉の緊張を取ること」のほかにもう一つ、大事なことがあります。それは、「座る・寝る・立つは互いに影響し合っている」ということです。

人の一日は必ず寝た姿勢から始まります。そのため、寝る姿勢が悪く、筋肉が緊張していたり疲れが溜まっていたりすると、座って食事を摂ることができなくなったり、立って歩けなくなったりすることがあるのです。

Dさんも、寝る姿勢を見せてもらったところ、体がねじれた状態で、筋肉に緊張がありました。この状態のままだと、どんどん緊張が進んで、せっかくよくなった座る姿勢にも影響が出てしまいます。そこで、丸めた毛布を脚と脚の間に挟むなどして、体のねじれをできるだけ減らすようにしました。

毎日のことですから、寝るたびに姿勢を調整するのは、ご家族やヘルパーさんにとっては

資料15　Dさんの例（寝る姿勢の調整）

調整前

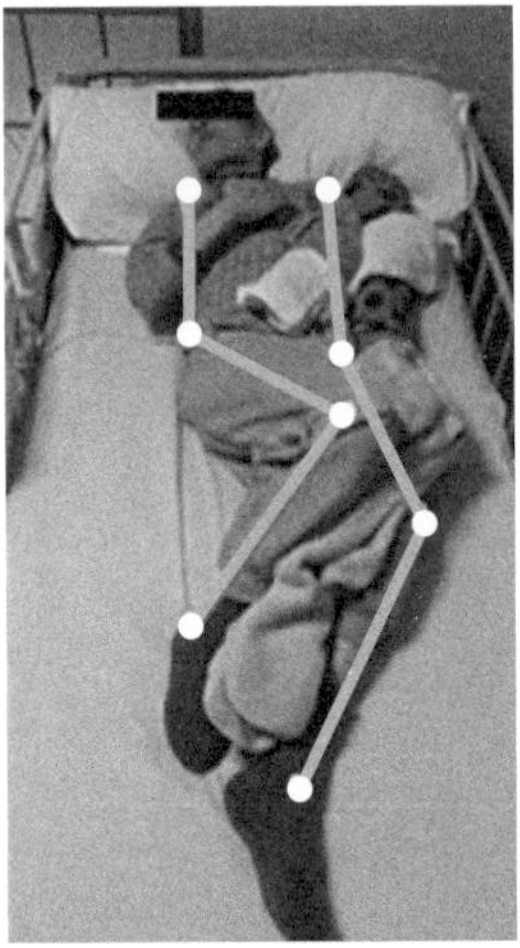

調整後

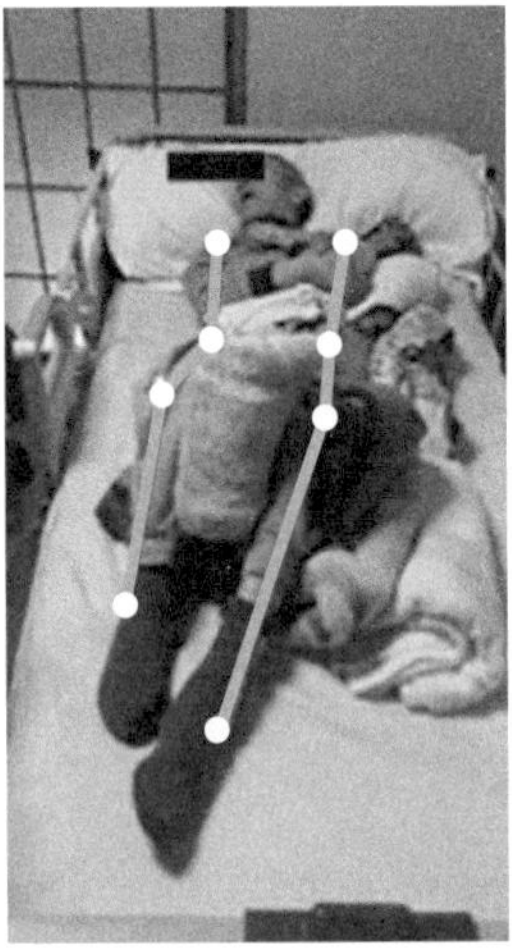

負担だと思います。けれども、寝る姿勢を放置しておくと、せっかく食べられるようになったご飯が食べられなくなることは目に見えています。そうなれば中心静脈栄養に逆戻りで、デイサービスにも行けなくなってしまいます。

幸いDさんの場合はご家族やヘルパーさんの協力があって、寝るときも楽な姿勢で寝られるようになりました。そのおかげでしょう、余命数か月と言われたDさんが、噛んで食べ続けてもう3年になります。

②体、傾いていませんか？

【越後《えちご》雅史《まさふみ》：理学療法士】

理学療法士（PT＝Physical Therapist）とは、歩く、立つ、起き上がる、寝返るなど、日常生活の基本となる動作の回復や維持を目指して行う、リハビリテーションの専門家です。私は、患者さんのご自宅にうかがってリハビリテーションをする、通称「訪問リハビリ」をしています。

私たち理学療法士にとって、姿勢は最も重視していることの一つです。しかも、食べることと姿勢は密接に関係しているのに、理学療法士で食べる姿勢に注目して、その調整に関わっている人はほとんどいません。「そこって誰もやっていないんだな」と気づいたことから、食事姿勢に興味を持って、どうすればむせや誤嚥を防げるかを考えてきました。

薬で治らない空咳は、誤嚥が原因かも

近頃、こんなことがありました。私がリハビリにうかがっていた、Eさん（90歳女性）のことです。

Eさんは、毎日散歩を楽しむほど元気だったのですが、インフルエンザで2週間ほど寝込んだのをきっかけに、寝たきりになってしまいました。そこで私が呼ばれ、リハビリをした結果、1年ほどで再び外を歩けるようになりました。

それはいいのですが、お話ししたいのはそのことではありません。リハビリをしているときにEさんから、「このところずっと空咳が出て、咳止めをもらってもう3か月も飲んでいるのに治らない」という話を聞いたのです。

そのときのEさんは、なんとか歩けるようになっていましたから、「もうすぐリハビリも終了だな」と、私は内心思っていたのです。ただ、歩くときに左足がふらつくのが気になっ

ていて、その原因がどこにあるかを考えているうちに、起き上がりの動作がおかしいことに気づきました。

　通常、寝ている姿勢から起き上がるときは、腹筋のある人は仰向けの状態からそのまま前に起き上がりますし、腹筋のない人は横向きになってから起き上がります。それに対してEさんは、ベッドの手すりをつかんで、腕の力だけで上体を持ち上げていたのです。つまり、通常の起き上がりで使う頭を持ち上げる筋肉を一切使わず、体をつっぱる筋肉だけを使っている状態です。

　それに気づいた私はEさんに、仰向けに寝た状態で、頭を持ち上げてもらいました。すると、1秒も持ち上げていられません。頭の下に私が手を添えても、手を外すとすぐに頭が落ちてしまいます。「これはまずい」と思い、早速起き上がりの訓練も開始することにしました。

　正直なところ、このときは、頸の筋肉と空咳に関係があるとは、考えていませんでした。ところが、起き上がりの訓練を始めて2週間も経たないうちに、それまでしつこく治らなかった空咳が、ピタッと止んだのです。「ああ、そうか！」と、私はこのとき納得しました。空咳は唾液の誤嚥による「むせ」で、頸の筋肉が極度に衰えたために起こっていたのだ、と。

起き上がりの訓練、すなわち頸の筋トレをしたために、飲み込みも改善したのです。
起き上がりの訓練を開始した時期が、たまたま空咳が治る時期と重なっただけ、という可能性もなくはないでしょう。しかし、3か月も続いた空咳がその時期に治るのも、偶然にしてはタイミングがよすぎる気がします。やはり、空咳が治ったのは筋トレの効果だったと考えていいのではないでしょうか。

元気なうちから、食べやすい姿勢を意識する

Ｅさんの事例からわかるのは、**誤嚥を防ぐには筋力が必要だ**ということです。年を取れば誰でも筋力が衰えますから、少しでも筋力を高く保てるように、若いうちから筋肉を鍛えておくことが誤嚥予防につながります。手足の筋肉だけでなく、頸の筋肉もぜひ鍛えてください。

もう一つ、誤嚥予防に効果があるのが、姿勢作りです。高齢になって背中が丸く固まってしまってからでは、それを伸ばすことができません。今のうちから食べる姿勢を意識して、誤嚥しにくい姿勢を習慣化してください。

具体的には、前から見て横に傾いていないこと。顎が引けていること。骨盤がまっすぐ起

資料16

① 椅子に深く座る

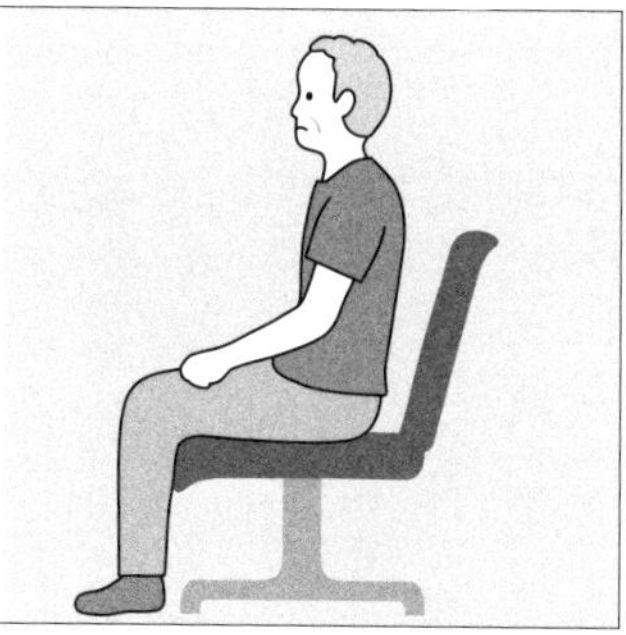

② 背筋を伸ばし、
最大限胸を張る

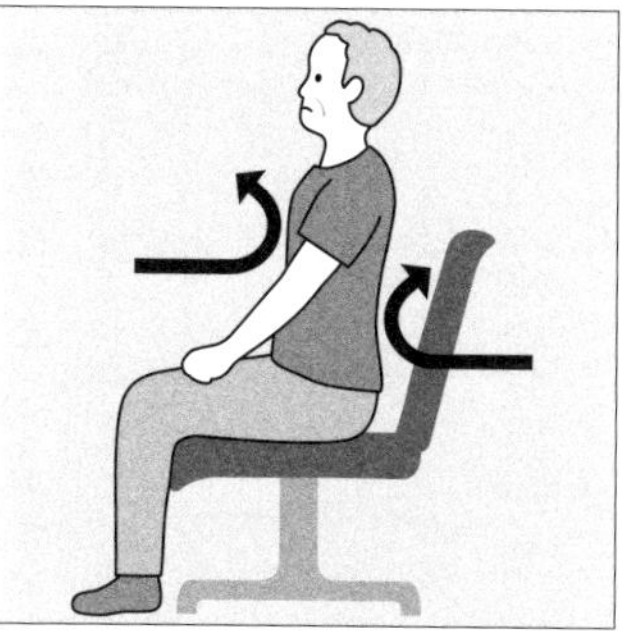

③ 少し緩める

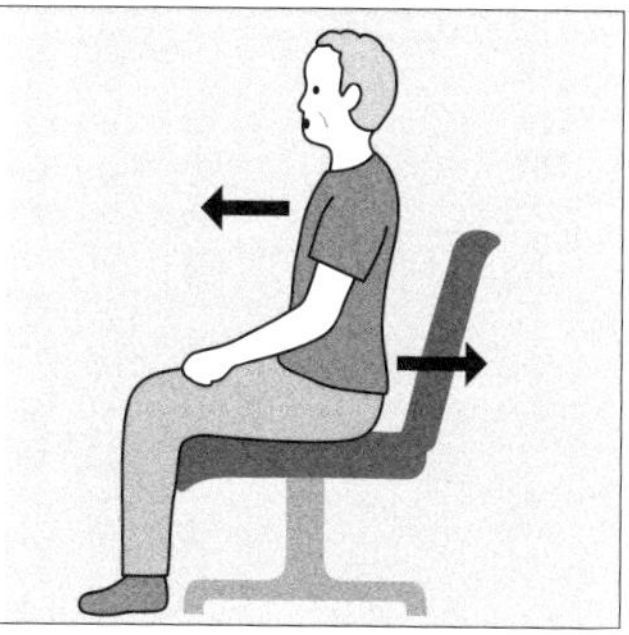

きて、胸が開いていること。足が床にピッタリついていること。テーブルと体の間は握りこぶし1つ分程度の空きです。

椅子に深く腰掛けて背筋を伸ばし、最大限胸を張ってから少し緩めると、この姿勢がとれます（**資料16**）。

筋力を鍛えられない場合の対処法

無理は禁物ですが、たとえ90歳でも100歳でも筋トレをすれば筋肉はつきますから、Eさんのようなケースでは、それによって誤嚥しにくくすることが可能です。骨が固まっていなければ、姿勢を矯正することもできるでしょう。ただ、それができない場合があります。

Fさん（76歳女性）が、そうでした。パーキンソン病のために「姿勢反射」が起こらず、椅子に座ると体が左に傾いてしまうのです。

姿勢反射とは、体の平衡を保つ反射的な働きのことで、これがあるために私たちは、体が傾いてもそのまま傾き続けて転んでしまったりせずに、体勢を立て直すことができます。ところがパーキンソン病が進行すると、中枢神経の障害によって姿勢反射が起こらなくなり、体が傾くとそのまま傾き続けてしまうのです。

Ｆさんは飲み込みの機能には特に問題がなく、食事は全部食べられていたのですが、半年ほど前から半分しか食べられなくなりました。食べるのに時間がかかるようになり、途中で疲れてしまうのです。そのため体重がどんどん減って、起き上がったり歩いたりする日常動作にも支障が出始めていました。

そこで、日常動作回復のために私が呼ばれたのですが、食事の様子を見せてもらったところ、「姿勢が悪いんだな」と、すぐにわかりました。体が左に傾いてしまうので、それを支えるために頭の右側の筋肉が、極度に緊張しているのです。本来ならば飲み込みのために使われる筋肉が、姿勢を保つために使われてしまい、飲み込む動作に必要な筋力や協調性が、十分に得られないのです。

しかし、姿勢の傾きはパーキンソン病のせいで起こっていることですから、筋トレしてもよくなりません。そこで私がしたのは、ヘッドサポートのあるリクライニング車椅子を導入して、頭を支えながら後ろに傾いた姿勢をとれるようにすることでした。

ヘッドサポートで頭を支えれば、頸の筋肉を過度に使わずに済みますし、傾き始めると重力に抗えずにどんどん傾くのですから、それを解消するには、あらかじめ傾けておけばいいのです。つまり、頭を支え、後ろに傾いた姿勢をうまくとることで、横への傾きが起こらないようにしたのです。

すると案の定、じきに食事を全部食べられるようになりました。左に傾かなくなったことで、頸の筋肉の緊張が解消されて、飲み込みがスムーズになったのです。さらに、栄養状態がよくなったことで体力も回復して、立つ力が改善。立てなくなっていたのが、オムツ交換の間、立っていられるようになって、介護の負担が軽減しました。

ポイントは2つ、矢状面と前額面

姿勢と飲み込みの関係を考えるときに、大事なのは次の2点で、家庭ではこの2点にさえ気をつけてもらえばいいと私は思っています。

・矢《し》状面《じょうめん》（横から見た面）：顎が上がっていないか？
・前額面《ぜんがくめん》（正面から見た面）：体や頭が横に傾いていないか？

横から見たときに顎が上がっていると、頸を支える筋肉が緊張してしまい、飲み込みがうまくいきません。気をつけなければいけないのは、顎が上がっている状態とは、必ずしも上

資料17　注意するポイント（矢状面と前額面）

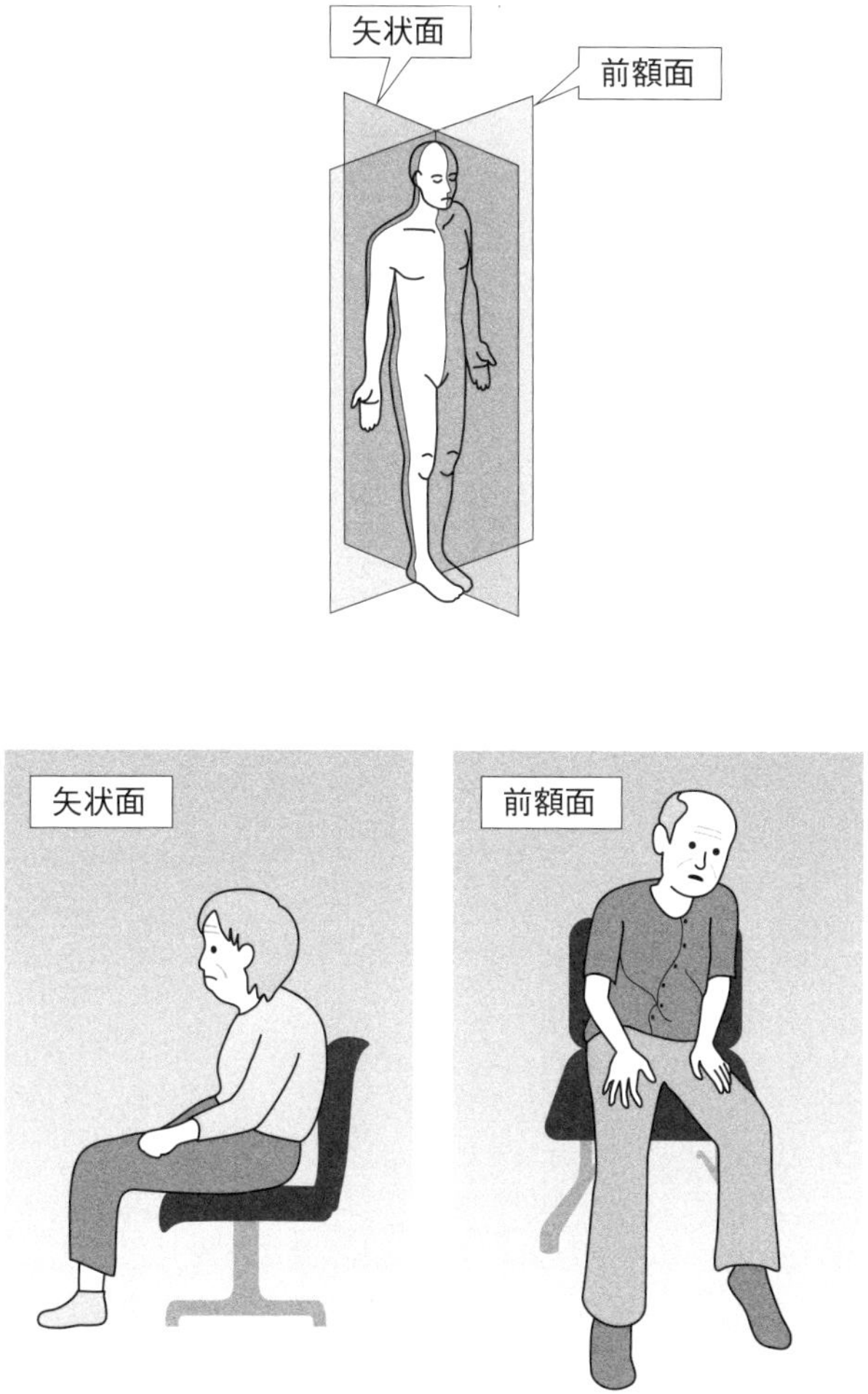

を向いた状態であるとは限らないことです。背中が丸い人の場合、自然な状態では顔が下を向いています。つまり、前を向いただけで顎が上がっているのです。

正面から見たときに体や頭が傾いていると、それを支えるために反対側の筋肉が緊張してしまい、やはり飲み込みがうまくいきません。頸の筋肉は、飲み込み、頭を支える、呼吸の補助と、さまざまな役目を担っていて大変なのです。

③1日1回「まっすぐ」になっていますか？

【袴田《はかまだ》さち子：理学療法士】

私は介護老人保健施設（老健）の理学療法士ですが、最近は利用者さんと直接リハビリをするのではなく、どのような介護サービスやリハビリを受けていただけばよいか、どのような食事にすればよいか等々の、相談業務を担当しています。

老健は、医師による医学的管理のもと、看護から栄養管理、理学療法士などによるリハビリ、入浴や排泄の介助などの介護までを提供する、要介護状態の人のための施設です。以前は急性期の病院を出たあと、自宅などに戻るためにリハビリをしながら滞在する中間施設という位置づけでしたが、現在は在宅支援が主な役割になっています。

たとえば、暑さで体力が低下していて家で暮らすのはリスクが高いとか、圧迫骨折をしたけれど入院するほどの状態ではないといった、入院の手前の方たちを一時的に受け入れてリハビリなどを行い、在宅生活を続けられるようにするのです。

家での食事よりも、通所時の食事の方が危ない?!

みなさんは、家での食事と通所リハビリ（デイケア）での食事と、どちらが誤嚥しやすいと思いますか？　通所リハビリとは、老健などに併設された施設に要介護の人が通ってリハビリを受けることですが、「施設には介護職員もいるし、刻《きざ》み食など各自に合った食形態で食事が提供されるのだから、施設の方が安全。家の方が誤嚥しやすい」と思いますよね。

ところが、必ずしもそうではないのです。

なぜかというと、利用者さん同士が食べ終わるまでの時間を競ってしまうことがあるのです。集団の中では「自分だけ遅れて迷惑をかけたくない」という意識が働きやすく、焦るのです。特に男性は、「俺が最後になるのはイヤだ！」とか「食べるのが遅いと思われたくない！」という気持ちが働いて、すごく食事動作が速くなってしまうことがあります。机や椅子などの環境が良い状態に整えられていても、食形態がその人に合っていても、焦ったり周りの目を気にしたりすることによって、誤嚥が増えてしまうことがあります。

このことは、リハビリの面ではいい方に働くこともあります。理学療法士と1対1ではなく、数人で訓練していただくと、利用者さん同士が競って、効果が高まることがあるのです。ただ、食事の場面では逆効果です。

食事中は誤嚥して窒息することが最も怖いので、もちろん対策はいろいろ採っています。落ち着いて食べていただくために、テレビを消してクラシック音楽を流したり、せっかちな方には職員が途中でわざとゆっくり話しかけたり。

スプーンのサイズを小さくする、つまりカレースプーンで食べていたのをティースプーンにする、といった工夫もしています。ただしこれは良し悪しで、スプーンが小さいと操作しづらくなって食べこぼしが増えますし、小さいとかえって、すくわずにバーッとかきこんでしまう、といったことも起こります。

適切な食器や食具を選ぶことも含めて、食べるペースをうまく取れるような状況を作っていかないと、誤嚥が起こってしまうことは結構あるのです。

食事中にフウッと力を抜くと楽になる

食事の場面を見ていると、いろいろな癖のある方がいます。男性に多いのは、肘《ひじ》をついて食べる方です。足を組んでいる方もいますし、お尻が遠くにあって体だけ前のめりになって食べる方もいます。体力がないために体をまっすぐに保てず、手をテーブルについて体を支えながら食べる方もいます。

口から食道、胃、腸までが一直線の方が、食べ物が通りやすいと考えられますから、極端に前屈《まえかが》みとか、横に傾いているとかいう姿勢はよくないわけです。ただ、「円背《えんぱい》」と言いますが、背骨が丸くなっていてまっすぐにならない方は、無理にまっすぐにしなくてもいいと思います。本人が苦しくないように、胸や頸の角度を調整できればそれでいいのです。

とはいえ、私たちもそうですが、前屈みになっていると胃が詰まって、なんだか胸焼けしたような状態になります。ですから円背の方や猫背で食べる癖のある方は、食事中に一度体を起こして、フウッと力が抜けるような位置に食道を持っていってください。そうすると、胸のつかえが楽になります。

このとき、背中が丸い方だと、頸の後ろがのけぞって背もたれに寄りかかるような姿勢になってしまいますから、その場合は骨盤の後ろにクッションやバスタオルを丸めたものを、楔《くさび》のようにギュッと詰めます。するとそこへもたれかかることができて、頸が楽なのです。

また、お年寄りの中には炬燵《こたつ》や卓袱台《ちゃぶだい》で座椅子に座って、ご飯を食べている方も多いと思います。本当は、場所を変えてテーブルと椅子で食べていただいた方がいいのですが、長年の習慣でしょうから、無理にそうする必要はありません。座布団などを使ってお尻が床よりも少し高くなるようにして、脚をあぐらのように組んで床に着けていれば、椅子に座って足を床に着けるのと同じように骨盤が安定しますから、座りやすくなると思います。

小柄な方で座椅子の後ろが余っているようでしたら、背もたれとの間にクッションを入れたり、バスタオルをグルグル巻いたものをお尻の後ろに入れたりしてみてください。背筋が伸びた感じになって、食べやすくなると思います。

姿勢が悪いと、子どもは落ち着いて食べられない

お年寄りもそうですが、子どもたちもまた、食べる姿勢にとても大きな影響を受けます。

たとえば、体に合わないテーブルや椅子でご飯を食べていると、子どもはお年寄りよりは飲み込む力が強いので誤嚥することはありませんが、食が細くなります。

食が細くなって食事が全部食べきれなかったり、中には自律神経失調症になったりする子

もいます。そのため北欧などでは、学校に理学療法士が入って、一人ひとりの体格に合わせて机や椅子の高さを決めています。日本でも机の高さは多少選べるようになっていますが、環境がいいとはまだまだ言えません。

私は以前、中学生のサッカーチームのメディカルサポートをしていたのですが、合宿のときには、お年寄りの通所リハビリを見ているのと同じような感覚を抱きました。１００名ほどの子どもたちの中に、「この子は全然落ち着いて食べられていないな」とか、「途中でご馳走様になっちゃったな」という子が必ずいるのです。

そのような子たちに、「まっすぐ座りなさい」とか「奥深く座りなさい」と教え続けたところ、合宿が終わる頃には、落ち着いて全部食べられるようになっていました。監督が怖かったというのもあるでしょうけれど。

近頃は食育が盛んに行われるようになっていますが、できれば栄養面だけでなく、姿勢の影響についてもきちんと教えてほしいと、理学療法士としては思います。

１日３回トイレで坐骨をまっすぐにする

お年寄りと子どもは姿勢の影響が大きいわけですが、それでは大人は姿勢の影響を受けないかといえば、もちろんそんなことはありません。

たとえば、みなさんの中にも、体の片側だけに筋肉痛や神経痛が出る人がいるのではないでしょうか。右だけ五十肩だとか、左脚だけ坐骨神経痛が出るとか。

なぜ片側だけに支障が出るかといえば、真ん中に座っていないからです。

私たちは自分が真ん中に座っていると思っていますが、きれいに真ん中に座っている人はほとんどいません。パソコンのマウスを右で持つ人は、お尻の骨「坐骨」の右側ばかりに重心があったり、左側に書類を置いて見る人は左にばかり重心があったりと、どちらかに偏っていることはよく見られるのです。

すると、片側だけに筋肉痛が出たり、神経痛が出たりすることがありますし、アンバランスに筋肉が緊張しているために、食事のときは飲み込みにも影響が出てきます。

この偏った状態を解消し、体をバランスのとれた状態に戻すには、どうすればいいでしょうか？　いちばんいいのはストレッチです。でも、続きませんよね。毎日何種類ものストレッチを続けるなんて、私もできません。

そこでお勧めしているのが、「1日3回トイレで坐骨をまっすぐにする」ことです。なぜトイレかというと、便座は平らで、しかも硬いために坐骨の位置を感じられるからです。

便座に腰掛けたら、背筋を伸ばしてお尻をモジモジ動かし、坐骨への荷重が左右均等になったな、と思うところで止まってみてください。すると、肛門が真下を向いて、肛門の真上につむじが来るようになるはずです。これが坐骨がまっすぐな状態です。

仕事中もこの姿勢でいられればいいのですが、そうもいきません。何か作業をすると必ず重心は偏りますから、疲れたと思ったらトイレに行って、姿勢を直してみてください。朝昼晩の3回で結構です。この姿勢を習慣化することで、偏った姿勢のままで固まってしまうのを防ぎやすくなります。

もう一つ、現役世代にお勧めなのが、「目を思いっ切りギュッと閉じて、パッと開ける」ことです。

これは、「筋肉は最大緊張のあとは反射的に弛《し》緩《かん》が生じる」という仕組みを利用した方法で、肩の凝りなどにも応用できます。一生懸命マッサージをしなくても、両肩を持ち上げるようにギュッと力を入れてパッと抜けば、一時的にでも緊張が楽になるのです。

なぜ目が飲み込みに影響するかというと、OA機器を使って作業をすると、どうしても目が開きっぱなしになって、目の周りの「眼《がん》輪《りん》筋《きん》」という筋肉が固まってしまいますし、頭皮も緊張します。すると顔面や頭皮の筋肉全体が上に引っ張られて動きが悪くなり、口や喉の筋肉も引っ張られてスムーズに動かなくなってしまうのです。

2 薬のせいで、しっかり食べられなくなっていた可能性も！

①口が渇くのは、薬のせいだった!?

【齊藤《さいとう》直裕《なおひろ》：薬剤師】

薬剤師というと、薬局のカウンターで処方箋薬の受け渡しをしたり、奥の方で何やら薬を準備したり、というイメージではないでしょうか。薬剤師が患者さん宅を訪問することがあるのを知っている人はまだ少ないと思いますが、私の主な業務はまさにそれ。患者さんの家を訪問して薬剤管理をすることです。

訪問薬剤管理には、医療保険（在宅患者訪問薬剤管理指導）を使う場合と、介護保険（居宅療養管理指導）を使う場合がありますが、どちらも医師または歯科医の指示に基づいて患者さんの家を訪問しています。

対象となるのは、在宅療養中の患者さんで通院が困難な人や、高齢や認知症のために薬を飲み忘れてしまう人などです。そのような方たちの家にうかがって、的確なタイミングで確実な薬剤支給をするのはもちろん、飲み合わせなどの確認から薬の整理をしたり、飲み忘れのチェックをしたり、患者さんの相談に乗ったりと、薬を正しく使ってもらうためのサポートをします。

今は医療も「かかりつけ医を持とう」という流れになっていますが、薬剤師も同様で、馴染みの薬剤師を持っていただき、その患者さんのことをよく知っている薬剤師が、薬局に来られなくなった方の家にうかがってお手伝いをする、という流れになりつつあるのです。

唾液を出にくくする薬は山ほどある！

第1章で、胃薬や風邪薬などは、胃酸や咳、鼻水などを抑えるだけでなく、唾液の分泌も抑えてしまうという話がありました。唾液が減ると口が渇くだけでなく、唾液による殺菌作用や洗浄作用が低下して虫歯や歯周病が増える、誤嚥性肺炎を起こしやすくなる、味を感じにくくなる、水分の少ないものが食べにくくなるなど、さまざまな影響が出ます。

したがって、死ぬまで噛んで食べるためには、唾液の分泌を低下させる薬をなるべく使わない方がいいのですが、これが難しいのです。

というのも、唾液が出にくくなる薬は、市販薬にも処方箋で調剤される医薬品にも、非常にたくさんあるからです。

まず、咳止めや総合感冒薬といった風邪薬、花粉症薬などの抗アレルギー薬がそうですし、気管支拡張薬も、胃酸を抑える胃薬も、血圧を下げる降圧薬も、中高年に多い頻尿を改善する薬もそうです。睡眠薬や抗うつ薬、抗不安薬などの中にも、唾液が出にくくなるものがあります。どれも珍しい薬ではありません。

ではなぜ、こんなにもさまざまな薬に、唾液の分泌を抑える作用があるのでしょうか?

それは、これらの薬に「抗コリン作用」があるからです。抗コリン作用とは、体内でさまざまな情報を伝達する「アセチルコリン」という物質の、働きを抑えることです。アセチルコリンの働きを抑えることで、狙った場所に対して、つらい症状を抑えているのです。

ところが、アセチルコリンは、アセチルコリンを受け取る「受容体」と結合することで作用を現しますが、アセチルコリン受容体は、脳や心筋、骨格筋、内臓筋（呼吸器や消化器、泌尿器、生殖器、血管などの壁にある筋肉）、腺などさまざまなところにあります。そのため、抗コリン作用のある薬も、さまざまな臓器に作用してしまうことがあるのです。

唾液腺もその一つで、アセチルコリンは唾液腺にある受容体に結合して、唾液の分泌を促します。ところが、抗コリン作用のある薬を飲むと、薬が受容体に蓋をしてしまい、アセチルコリンが結合できなくなります。その結果、唾液の分泌が抑制されてしまうのです。

抗コリン作用とは、副交感神経系の作用をブロックする働きでもあります。副交感神経は心身をリラックスさせる方向に働く自律神経ですから、抗コリン作用とはその反対、「緊張しているとき」をイメージするとわかりやすいかも知れません。

たとえば、リラックスしている時に唾液が分泌され、胃腸は動き、食べ物の消化は進み、尿や便は排泄されやすくなります。抗コリン作用では、この反対のことが起こるために、唾液腺のみではなく体のあちこちに影響が出ることがあるのです。

便秘や眠気も食べることに影響する

さらに、抗コリン薬には便秘や眠気、ふらつきなどの副作用もあります。抗コリン薬で便秘になるのは、アセチルコリンには腸の筋肉を収縮させる働きがあるため。その働きが抑制されると、腸の働きが悪くなって便秘になるのです。

眠気が出るのは、アセチルコリンには脳を覚醒させる働きがあるため、それが抑制されると眠気が出てしまうのです。便秘になっても、眠気があっても食欲が減退しますから、これらの副作用も、死ぬまで噛んで食べることに悪影響を与えます。

食欲がない、やせてきた、食べるのに時間がかかるなど、食事に関わるよくないサインが見られたとき、私たちはそれが薬のせいだとはなかなか気づきません。

たとえば、胃の調子が悪くて胃薬を飲んだら、よけいに食欲がなくなってしまったとき。それが薬のせいだとは思わないでしょう。「なんだか食欲がないが、薬を飲めば胃の不調が治って食欲が出るはずだから、まだ効かないのだろう」と思うのが普通です。

ところが、胃薬の影響で唾液が減り、味を感じにくくなって食欲が落ちていた、ということもあり得るのです。そうなると、さらに胃薬を飲んで、ますます唾液が出なくなって、という悪循環に陥りかねません。

薬にはよい作用と悪い作用が同時にあるということを知り、「もしかしたら、薬が原因かもしれない」と、疑ってみることも大事です。そして、かかりつけ医や馴染みの薬剤師に相談してみてください。

市販薬を飲んでいるときも、気になることがあったら薬剤師に相談してください。薬を変えたり整理したりすることで、そういった危険を回避できることがあります。

また、高齢者の場合は、代謝が落ちていて薬の作用が強く出やすい上に、何種類もの薬を飲んでいることが往々にしてあります。抗コリン作用のある薬はたくさんあって、相乗効果で非常に強い副作用が出ることも稀《まれ》ではありませんから、注意が必要です。

ただし、自己判断で薬をやめると治療中の病気が悪化してしまうため危険です。必ず医師や薬剤師に相談してください。

抗コリン薬以外にも、食べることを損なう薬がある

抗コリン薬で唾液の分泌が減ると、味を感じにくくなりますが、ほかの薬でも味を感じにくくなることがあります。

よく知られているのが抗がん剤です。抗がん剤は、舌の味蕾の中にあって味を感じる「味細胞」や口の中の粘膜にダメージを与えたり、脳に味を伝える神経にダメージを与えたりすることで、味覚障害を引き起こすことがあります。

抗菌薬（抗生剤）や脂質異常症（高脂血症）治療薬、高尿酸血症治療薬などの中には、亜鉛のようなミネラルをキレート作用（吸収を抑える作用）で排出するせいで、味覚障害を引き起こすものもあります。味細胞は約1か月で生まれ変わりますが、それには亜鉛が必要で、

亜鉛が不足すると味細胞が再生できずに、機能が低下してしまうのです。

味覚障害には、味を感じにくい、まったく味を感じない、特定の味だけを感じない、違う味を感じる、何を食べても嫌な味に感じる、味が濃く感じる、口の中に何もないのに苦味や渋みを感じる、などの種類がありますが、薬の承認試験の際に確認された体調変化には「味覚障害」「味覚異常」または「口腔内苦味」と記載されています。

味覚に影響を与える可能性がある薬は、抗コリン薬、亜鉛キレート薬などを中心に２００種類以上あるとされています。ざっと挙げると、利尿薬、降圧薬、鎮痛薬、かゆみ止め、抗菌薬、糖尿病治療薬、脂質異常症（高脂血症）治療薬、抗リウマチ薬、強心剤、不整脈用剤、気管支拡張薬、消化性潰瘍薬、抗不安薬、抗うつ薬、筋弛緩剤、抗パーキンソン病薬、等々。それぞれの括《くく》りの中に何種類もの薬が含まれます。

これらの薬を飲んだからといって、全員に味覚障害が現れるわけではありません。しかし、「なんだか味気ない」「食欲がない」で済ませてしまうと、低栄養になって最終的には歩くのもままならないといった状態に陥ってしまうこともあります。

人生を最後まで口からおいしく食べるには、漫然と薬を使わないことと、気になることがあったら見逃さずに相談することが重要です。

治療がうまくいっているかどうかを確認するために、医師や薬剤師に「何か気になることはありませんか？」と聞かれることがあります。そのようなとき、「何もありません」と答える人が多いのですが、実は何かあることが往々にしてあります。

たとえば、「濃い味付けを好むようになった」とか、「噛んでいると出てくるご飯の甘みを、おいしく感じなくなった」とか、微妙な変化があるのですが、些細《ささい》なことだし面倒だからと、何も言わないのです。

しかし、それを言葉にして、ちゃんと伝えられるかどうか、また気づいてあげられるかどうかが大事です。些細な変化に気づき、うまく伝えることのできる人が、薬の使い方が上手な人だと思うのです。

身体によいとされるものでも、適量というものがあります。必要な量は体格、体重やそのときの体調、年齢などによっても変わってきます。薬や食品などよいと言われているものでも、まず自分の体と向き合ってから、常に見直しを続けていくことが大切だと思います。当たり前に摂取している塩だって砂糖だって、極端に少なかったり、また逆に摂りすぎたりすれば、体を壊すこともあるのです。

②薬は食べること全般に関わっている

【豊《とよ》田《た》義貞《よしさだ》：薬剤師】

私も、主な業務は患者さん宅を訪問して、薬剤の管理をすることです。患者さんの家に行く薬剤師は今も少ないのですが、私が訪問を始めた十七から十八年前はほとんどいませんでした。

しかし、薬を適切に保管できない、飲めないなど、「これはお宅にうかがわないと、解決しないよね」という問題が高齢化とともに増えて、必然的にうかがわざるを得ない状況がありました。医療保険の在宅患者訪問薬剤管理指導や、介護保険の居宅療養管理指導という調剤報酬制度は、そのような状況を受けてできたものです。

今はそれに加えて、医療ニーズの高い方も在宅療養をするようになり、点滴や注射などの薬剤も在宅で必要になっています。したがって私たちへの依頼は、ケアマネジャーのほか、訪問医療を行っている医師や看護師からくることも多くなっています。

食べ物を認知するところから、全身状態まで

「食べる」とは、噛んで飲み込むことだけで成り立っているのではありません。「これは食べ物だ」と認知すること、食べたい気持ちがあること、胃腸をはじめ体が食べられる状態であること、ふるえや痛みがないことなど、非常にたくさんの要素が関わっています。そして薬は、それらすべての要素に関わっています。

たとえば、病気やケガでひどい痛みがあるときは、食べるどころではありませんが、鎮痛剤が効けば食べることができます。風邪をひいて鼻が詰まったときも、そのままでは飲み込みづらくて食べる気がしませんが、薬の効果で鼻が通れば食べる気になります。私たちは、鼻が詰まっていると口で息をしますが、口を開けたままではものを飲み込めません。そのため、飲み込もうと口を閉じると息苦しくなり、息をしようとすると口が開いて飲み込めないという状態になるのです。

逆に、薬のせいで食べられなくなることもあります。睡眠薬などの影響で意識が朦朧としている人に、「ご飯だよ」と言っても反応できませんし、無理に口に含ませても吐き出したりむせてしまったりしてしまいます。薬剤性パーキンソニズムといって、薬の影響でふるえなどパーキンソン病のような症状が出ることがありますが、そのようなときも食べにくくな

ります。

一部の薬の副作用で味覚障害が起こると食欲が低下することは、齊藤さんが述べた通りです。私たちは食べることにとても多くの能力を使っていて、どれか一つでも阻害されるとうまくいかないのです。


薬の副作用というよりは、薬が効かなかったり効きすぎたりして、食べることがうまくいかないこともあります。

たとえば高血圧の人は、薬がちゃんと効かないと食欲が低下します。高血圧そのものが食欲を低下させるからです。ただし、薬が効きすぎると唾液の分泌が抑制されて、口が渇いたり味を感じなかったりすることもあり、それはそれで食欲が低下します。

心不全の場合も、薬がちゃんと効かないと食欲が低下します。糖尿病では、食欲を抑制する作用のある一部の糖尿病薬を飲んでいる場合は、食欲がなくなります。

若い人は大丈夫でも、高齢者には注意が必要な薬もあります。たとえば、「H2ブロッカー」と呼ばれる胃薬の一種を長期間服用すると、高齢者では認知機能低下のリスクがあるとされています。長期間の目安は2週間程度と言われていますが、個人差があります。

もっとも、若い人でも長期間の服用はお勧めできません。強力な制酸作用によって痛みが抑えられている間に、痛みの元である胃がんや難治性胃潰瘍が進行して、取り返しがつかない状態になることがあるためです。薬局で同じ薬を何度も買いに来る方に対して、適切な受診を勧めることも少なくありません。

いずれにせよ、薬の効き方は人によって異なります。同じ量のお酒を飲んでも、ほとんど酔わない人もいればひどく酔ってしまう人もいるのと同じで、薬も人によって適量は異なり、効きすぎると悪い作用が起こってくるのです。

若いうちから筋力をつけて、薬に強い体を作る

中年期以降には、がんなどの病気になったり、持病に悩まされたりすることが増えますが、そのような場合には、どれだけ薬や病気に強い体かが、その後の生活を左右します。要するに、死ぬまで噛んで食べるには、薬や病気に強い体を作る必要があるわけです。

強い体とは、一言でいえば筋力がある体です。たとえば抗がん剤治療をした場合でも、筋力がある人は、必発《ひっぱつ》と言える副作用に負けにくい傾向があります。治療が長期間にわたってもちゃんと続けられますし、途中で薬を変える際にも変えやすい。**体に筋肉という資本があ**

る人は、抗がん剤に限らず、どんな薬や病気にも強いのです。

これは、長年薬剤師をしてきた私の実感です。ですから、今40代、50代の人たちは、仕事が忙しいとは思いますが、運動をして、ぜひ〝**貯筋**〟をしていただきたいと思います。たとえ生活習慣病になっても、貯筋があれば薬や病気に負けないで済みますし、そもそも運動には生活習慣病自体を軽減する効果があります。

もしもあなたが、すでに高血圧や糖尿病などの生活習慣病があって薬を飲んでいるとしたら、検査データが安定していても、安心しないでください。降圧剤や糖尿病薬などは、その病気自体を治す薬ではなく、あくまでも〝予防薬〟だからです。何を予防するかというと、脳梗塞や脳出血、心筋梗塞など。あるいは糖尿病性腎症や糖尿病性網膜症、糖尿病性神経障害などの、重い病気や障害になるのを予防するのです。命に関わる病気にならないように、薬の力で血圧を下げたり血糖値を下げたりしているのです。

したがって、生活習慣を改善しないまま薬を服用し続けると、体はどんどん悪くなってしまいます。胃腸薬の力で胃の痛みを抑えていたために、隠れていた病気が悪化したのに気づかなかったというのにも注意です。薬局に来る40代、50代の、いつまで経っても薬が減らない人たちを見ていると、「健康管理は二の次になっているんだろうな」「薬が病気を治してくれるわけではないんだけどな」と、とても心配になります。

ずっと薬が出ているということは、ずっとまずい状態だということで、生活習慣を改善しないとどんどん薬が増えて、副作用もどんどん増えていきます。この連鎖を断ち切るには、食生活の改善などと同時に、運動をすることが非常に重要です。運動をすれば、高血圧や高血糖が改善すると同時に、貯筋もできるのです。

漠然とした不安でサプリメントを買わない

薬局にいると、サプリメントを何万円分も買っていく人を見かけます。在宅でも同様の人がいて、「そのお金で、1回温泉にでも行った方が体にいいですよ」なんて言うことがあるのですが、もしかしてあなたも、サプリメントを何種類も飲んでいたりしませんか？

テレビや新聞、雑誌、あるいはネットなどを見ると、サプリメントを飲むととてもいいことがあると言ったり書いたりしてあります。ときには不安を掻き立ててから、「これを飲めば大丈夫」と解決策を提示して、購買意欲をそそります。

しかし、サプリメントや特定保健用食品（トクホ）に対して、薬のような効果を過度に期待するべきではありません。また、食品だから副作用がないかといえば、そうとも限りません。たとえば、ビタミンＡやＤなどの脂溶性ビタミンは、尿として排出されないため、摂りすぎると体内に蓄積して過剰症になります。過剰症になると、ビタミンＡならば頭痛やめまい、吐き気、食欲不振など、ビタミンＤならば頭痛、吐き気、食欲不振、口の渇きなどが起こります。

したがって、「栄養が偏っている気がする」とか、「体力に自信がなくなってきた」というような、漠然とした理由でサプリメントを飲むと、効果は実感できない上に思わぬ副作用が出た、といったことにもなりかねません。基本は食事であり、サプリメントはあくまでも補助なのです。

ただし、サプリメントが全部ダメということではありません。アレルギーで食べられないものがあって栄養が偏ってしまうとか、貧血だけれどレバーやほうれん草が嫌いとか、明確な理由や目的がある場合には、サプリメントは体調を補完する食品として有効です。

ただし、種類が多くて自分で選ぶのが難しかったり、別の薬を飲んでいたりする場合は、その薬との相互作用にも気をつけなければいけませんから、ぜひ薬剤師に相談してください。薬剤師は処方箋薬を出すだけでなく、市販薬やサプリメントを選ぶ際の相談に乗ることも仕事のうちなのです。

この本を手に取られた方々の中には、現役で仕事をしている人も多いでしょう。忙しさゆえに、自分の体のことは後回しになってしまいがちだと思います。しかし、そのような人たちにこそ、自分の健康に投資する時間をもっと増やしてほしいと思います。運動する時間もそうですし、医師や薬剤師と話す時間もそうです。体の声に耳を傾ける時間もそうです。

そうすることで、薬をうまく使えるようになります。そして、「死ぬまで口で、噛んで食べる」という願いをかなえるために、薬が役立ってくれるようになるはずです。

3　栄養が足りなくて、口で噛んで食べられなかった！

①食形態だけでなく、栄養が摂れているかどうかに注意

【岡《おか》野《の》さくら：管理栄養士】

みなさんは、管理栄養士がみなさんの家を訪問して、栄養指導をすることがあるのをご存知でしょうか？「プロ野球選手やアスリートが栄養士をつけるという話は聞いたことがあ

るけれど……」という感じかもしれませんね。

管理栄養士が家にうかがって、「どんなものをどれくらい食べればいいのか」「どう調理すればいいのか」等々をお伝えすることを、「在宅訪問栄養指導」と言います。私は薬局で外来患者さんへの栄養指導を行うほか、この在宅訪問栄養指導も行っています。

在宅訪問栄養指導は、医療保険でも介護保険でもできるのですが、残念なことに、その存在がまったくと言っていいほど知られていません（医療保険の場合は「在宅患者訪問栄養食事指導」、介護保険の場合は「居宅療養管理指導」と呼びます）。ケアマネジャーにさえ、「えっ、栄養士さんって家に来てくれるの？」と言われることがあるほどです。

しかし、在宅療養をする人が増えるなか、最期まで口で噛んで食べるには、栄養指導が欠かせません。入院中は栄養管理された食事を摂っていたのが、家に戻った途端に栄養素もカロリーも足りなくなって、ベッドから起き上がれない、歩けない、話せない、食べられないといった状態になってしまうことも珍しくないからです。

寝たきりだった人が、テーブルで食事できるようになった

私は以前、五島先生と一緒に在宅療養中の患者さん（80代男性）のケアに入ったことがあ

ります。その患者さんは誤嚥性肺炎で入院し、「もう口からは食べられません」と言われ、中心静脈栄養になって退院しました。中心静脈栄養とは、血管から栄養を入れる方法で、高濃度の栄養輸液を心臓に近い太い静脈に点滴します。

けれども、「もう一度口から食べさせてあげたい」と思った奥さんがケアマネジャーに相談し、ケアマネジャーから五島先生と言語聴覚士に連絡がいきました。言語聴覚士は、言語や聴覚、あるいは摂食嚥下に関わる障害のリハビリをする専門職です。

私が入ったのは、五島先生と言語聴覚士による訓練の成果が表れて、少量なら口から食べられるようになった段階です。五島先生が口腔機能や飲み込みの状態を診て、私がどんなものをどれくらい食べればいいかを、調理法や栄養補助食品の活用法なども含めて奥さんに伝える、というスタイルです。

食事を開始するに当たっては、入院からこれまでの３か月間ほとんどベッドに寝たきりだったことを踏まえて、柔らかく煮たものからスタートしました。食べる能力はあっても体力がないため、いきなり普通食にするとエネルギーが続かないのです。元気なうちは気づきませんが、物を食べるにはかなりのエネルギーが必要で、栄養が足りていないと疲れてしまって食べられないのです。

　ただし、柔らかいといってもまったく噛まなくていいほどではなく、形がちゃんとあって歯ごたえも多少感じられるくらいの硬さです。飲み込みの悪い人には、とろみ剤を使って味噌汁やお茶などにとろみをつけ、誤嚥しないようにするのですが、この患者さんにはそれは必要ありませんでした。そのことも含めて、奥さんとは、ニンジンならこの程度、魚ならこの程度と、実際に調理しながら食形態を共有しました。


　量は、１食分のカロリーを口で噛んで食べるところから始めて、最終的には３食分まで、徐々に増やしていきました。この患者さんのように、体力がなくて食べる量を一気に増やせない場合は、少量ずつ何度にも分けて食べる、食材をちょい足しする、といった方法が有効です。たくさん食べられない人に「頑張って食べて！」と言うのは、逆効果。苦行以外の何物でもありません。食事は本来楽しいものなのに、それが義務になってしまってはダメなのです。

　ちょい足しとは、たとえばごま油や練りゴマなど、香りが強く高カロリーの食材を、お惣菜に混ぜる。あるいは、サラダにチーズ、スープにウインナー、お粥に卵、味噌汁に厚揚げという風に、いつものメニューに栄養価の高いものを足すことです。こうすれば手間もかからず、無理なく栄養価を高めることができます。

同じ食品で種類を変えるのもいいでしょう。たとえばおやつにアイスを食べるとしたら、アイスキャンディーではなく、アイスクリームにする。ヨーグルトなら、通常のヨーグルトではなくギリシャヨーグルトにする。同じ食品でも、より栄養価の高い商品を選ぶのです。

さらに、栄養補助食品やMCT（中鎖脂肪酸）パウダーやMCTオイル、プロテインパウダーなども活用します。MCTパウダー・オイルとは、通常の油脂に比べて分子のサイズが小さいため、消化・吸収が早くエネルギーになりやすい油脂のことで、パウダータイプと液体タイプがあります。プロテインパウダーとは、タンパク質のパウダーで、牛乳由来、大豆由来などの種類があります。

また、奥さんの負担を軽減するために、市販のお惣菜やレトルト食品などの活用法も伝えました。私が毎日うかがって調理するわけにはいきませんから、家族が無理なくできる方法でないと続かないのです。

管理栄養士が患者さんの家に行くことのいちばんのメリットは、その家の状況を見て、その家に合った食事を提案できることでしょう。普段どんなものを作っているか、どんなものが好きかなどをうかがい、冷蔵庫や食品庫の中を見せてもらいます。そして、「この食材とこの道具があるなら、これをこうすればいい」と、その家の人たちが作れる料理を提案するのです。

その家にあるもので料理を作ることはホームヘルパー（訪問介護員）もしますが、その人に必要な栄養素やカロリーを考えて、それを料理に落とし込むことは栄養士でなければできません。また、どんなものを食べればいいかは五島先生もご存知ですが、それを料理に落とし込むことは、栄養士でなければできません。

話が逸れましたが、この患者さんは、約2か月後には3食を口で噛んで食べられるようになって、中心静脈栄養を外すことができました。食形態も、少し柔らかめという程度で、ほぼ普通食です。

しかも、初めの頃はベッドに寝たきりで、会話もあまりできない状態だったのが、この頃にはリビングに移動して、奥さんと一緒にテーブルで食事できるまでになりました。

食べる環境や姿勢も、最初の頃のベッド上から、車椅子に移って寝室で、車椅子でリビングに移動して、そしてリビングでダイニングチェアに座ってと、徐々に移行していったのです。体重が増えて頬のあたりがふっくらしたこともあり、食事をする姿はとても幸せそうで、改めて食の力を実感した事例でした。また、それぞれの専門職が入るタイミングが的確な事例でもあったと思います。

食形態の調整はできているのに、栄養管理ができていない

在宅療養中、あるいは療養中でなくても高齢者にありがちな状況の一つに、「食形態の調整はできているが、栄養管理ができていない」があります。先の事例もそうでしたが、ミキサー食やムース食を食べているけれど、栄養素やカロリーの必要量が満たせていない、ということがよくあるのです。

高齢者の場合は、配食サービスで「柔らか食」などを選んでいて、栄養素やカロリーの必要量が満たせていないことがよくあります。ミキサー食やムース食もそうですが、**柔らかい食事とは水分の多い食事ですから、同じ量を食べても栄養価が低いのです。**お弁当で言えば、通常６００キロカロリーほどある１食分が、３００キロカロリーもないことがよくあります。お腹がいっぱいになっても、栄養は足りないのです。

高齢者ではまた、炭水化物単品の食事になりがち、ということもあります。ご飯に漬物と

味噌汁だけとか、パンにサラダとコーヒーのみ、あるいは具のないうどんのみ、といった状態です。

このような場合は卵を活用して、卵焼きやスクランブルエッグを添えたり、麺に卵を落としたりするだけでもだいぶ違います。あるいは、主食を肉まんやカツサンドに置き換える、ウインナーやベーコンなどの加工肉やヨーグルトなどの乳製品を活用する、というのも手軽にできる対処法です。


療養中の人では、椅子で食べられているのに車椅子で食事をしている、車椅子で食べられるのにベッドで食事をしている、ということもあります。病態や保っている機能によって、適した食事姿勢はさまざまですから、理学療法士などと相談して、食事姿勢や食環境を段階に合わせて整えることはとても大事です。

さらに、リハビリや嚥下訓練などを行っている場合は、それによって消費するエネルギーがあります。その分をプラスしなければいけないのですが、いつもと同じ食事であるために、リハビリの効果も上がらないし、やせたり体力が低下したりしてしまう、ということもあります。

本来ならば栄養が足りているかどうかは、医師をはじめとする専門職が気づくべきことですが、残念ながら気づかない場合も多いのです。そのため本人や家族が注意して、疲れやすくなった、動きが遅くなった、やせたなど、気になることがあったら周囲の専門職に相談してください。ミキサー食や柔らか食を普通食に戻せることもありますし、栄養補助食品の利用などで解決できることもあります。

死ぬまで噛んで食べるためには、栄養をしっかり摂ることが大事ですが、栄養管理と言われてもわからないことが多いのが現実だと思います。困ったときには、訪問栄養指導というものがあることを、思い出していただきたいと思います。

②終末期になっても、食事を楽しむ

【稲山《いなやま》未来《みく》：管理栄養士】

自己紹介をするとよく聞かれることの一つに、「栄養士と管理栄養士ってどう違うの？」があります。どちらも、栄養計算や献立作成などの食事管理をしたり、食事や栄養についてのアドバイス（栄養指導）をしたりすることは同じです。

異なるのはそれを行う対象で、栄養士が主に健常者を対象に業務を行うのに対して、管理栄養士は、傷病者や特別な配慮が必要な人などに対しても業務を行うことができます。したがって、在宅訪問栄養指導は管理栄養士でないとできません。資格としては、管理栄養士は栄養士資格があることが前提で、その上で国家試験に合格する必要があります。

私は、現在は歯科クリニックで在宅訪問栄養指導などを行っていますが、以前は特別養護老人ホーム（特養）にいました。特養とは、常に介護が必要で在宅生活が困難な高齢者に、生活全般の介護を提供する入居施設です。入居できるのは基本的に要介護3以上の人で、看取りも行います。

最期を迎えつつある人と家族を、食がつないでくれる

これは特養にいた頃、看取りまで関わった人のケースです。

その女性は80代後半で認知症があり、低カリウム血症でした。低カリウム血症とは、血液中のカリウムが少なくなった状態で、カリウムの量が極度に少ないと、筋力低下や痙攣《けいれん》、麻痺などが生じます。

そのためカリウム剤が処方されていましたが、認知症のために薬だと認識できなかったの

でしょう、飴のように舐めているだけで飲むことができません。すでに終末期だったこともあり、飲めないのならと、やがて服薬は中止になりました。

　そのような状況のなか、「大事なお母さんのために、残された時間で家族が何かできることはないか」とスタッフで相談して、カリウムの多いトマトジュースでゼリーを作って差し入れてもらえないかと、提案してみたのです。トマトゼリーをちょっと食べたくらいで病状が変わるわけではありませんが、それは娘さんならではのできることだからです。

　娘さんはそれまで、「お母さん」と呼びかけても自分を娘だと認識してくれませんし、どう関わったらいいかよくわからないようでした。それがトマトゼリーを作ってくるようになってからは、「今日のゼリーはちょっとゆるくなっちゃった。ごめんね」などと話しかける姿が見られるようになりました。さらに「今日はたくさん食べてくれました」とか、「声を出してパクパク食べました。嬉しいんですね」などと、私たちにも報告してくれるようになったのです。

　間もなくお母さんは亡くなりましたが、そのやせ細った姿に娘さんは泣き笑いをしながら、「お母さんずっとまん丸だったから、骨がないのかと思っていたけど、骨があったんだね。お母さん、頑張ったね。ありがとう」と話しかけていました。

トマトゼリーがあったから、もう一度母と娘が親密な関係を取り戻せたのではないか。食が死にゆく人と家族をつないでくれたのではないか、と思うのです。

夢は「もう一度アワビを食べたい」だった！

もう一つ、今まさに私が関わっているケースをご紹介しましょう。

その患者さん（70代女性）は、多系統萎縮症で飲み込みの機能が低下しているため、必要な栄養は中心静脈栄養で入れています。そのため医師からは、「食事は無理に摂らなくても、食べたいものを食べたいときに楽しめばいい」と、言われています。

多系統萎縮症は原因不明の難病で、運動機能の障害や呼吸障害、嚥下障害などが起こり、進行すると寝たきりになります。

彼女はソフト食やペースト食のお弁当を取っていて、それを楽しんでいるのですが、せっかく私が関わったのだから、もう少し何かしたいと思って、「何か食べたいものはありませんか？」と尋ねたのです。

すると、答えはなんと、アワビ！　思いっきり難易度の高い食材です。「ああ、聞かなければよかった」と思って、「ほかに何かありませんか？」と尋ねたら、今度はナマコ！　さらにハードルが上がってしまいました。
そばにいたご家族も「それは難しいよね」と苦笑いしていましたが、無理だとあきらめているる好物を食べることができたら、すごく幸せではないでしょうか。「なんとかして食べさせたい」と、栄養士魂に火がついて、アワビを柔らかく、しかもあの歯ごたえが味わえるようにできないかと、試行錯誤を始めました。まだ完成していませんが、いろいろと試しているところです。

自分が難病であり、回復する手立てが見つかっていないことを知っている人にとって、「もう一度アワビを食べる」ことが、どれほどの重みを持つのか。その、ささやかだけれど、とてつもなく大事な夢を実現できたら、どんなにいいでしょうか。

もしも彼女が私に気を使って、何を食べたいかと尋ねたときに「プリン」などと答えていたら、少し悲しくなったと思います。「アワビ」と言われたときは焦りましたが、本音を言ってくれてよかった。

ですからみなさんも、「どうせ食べられない」とか、「無理だろう」とあきらめてしまわずに、「これが食べたい」と、とりあえず口に出してみてください。願いは口に出してこそ、かなう可能性があります。死ぬまで口で噛んで食べることを、食べる楽しみを、あきらめないでほしいのです。

4　「食事の動作」と「口の中」は、ケアの盲点だった！

①「あーあ、またこぼしちゃって！」の原因は？

【臼《うす》井《い》悠《ゆう》：作業療法士】

私は、訪問看護ステーションで作業療法士をしています。

「作業療法と理学療法の違いがよくわからない」という方も多いと思いますが、理学療法が起き上がる、座る、歩くなど基本動作のリハビリを行うのに対して、作業療法は生活していく上で必要な動作や生きがいを感じるためのリハビリを、精神面も含めて行います。

また、リハビリは、急性期・回復期・生活期（維持期）とそれぞれの時期で役割が変わり、私は生活期のリハビリをしています。

たとえば、脳梗塞で右半身麻痺になった場合。理学療法では、寝返り、起き上がり、歩行などの訓練をして、身体機能の回復を図ります。それに対して作業療法では、残された機能を上手に生かして、生活の質を上げることを目指します。

脳梗塞で右半身麻痺が出た場合、もともと右利きだった人ならば、まずは右手の残された機能を把握し、必要な道具や動作練習で右手の可能性を広げます。麻痺が重度で右手を動かすことが難しければ、左手だけで食事や調理、着替えなどができるように訓練したり、左手だけで使える道具を考えたりするのです。

私が担当した例では、病気の影響で歩行が困難になったものの、リハビリでまた歩けるようになりたいという方がいました。しかし、リハビリをしても全員が歩けるようにはなりません。その方も再び歩くことは難しく、希望を失いかけていました。

そこで、まずは健常だった頃の趣味のバードウォッチングを活かし、生きる意欲が湧くきっかけにするため、施設の屋上に鳥を呼ぶ催しをしたらどうかと提案したり、探鳥会への参加を促したりしたこともあります。探鳥会への参加を目標にして、車椅子でもいいから移動したいと思ってもらえるようになることが大切でした。

何が何でも失われた機能の回復を目指すのではなく、機能が回復しないならば何ができるかを考えて、そこから前向きに生きるお手伝いをする。その人がやりたいことを、どうにかしてできるようにするのが作業療法士（ＯＴ＝Occupational therapist）の仕事です。精神面を重視するのは、もともと精神科の作業療法が発祥だからです。その人が「やりたい」「目標の活動をするために動きたい」と思ってもらう状況を作ることが大切だと思っています。

「物を食べる」という動作は、けっこう難しい

リハビリでの食事訓練というと、みなさんはどんなことを思い浮かべますか？

こう尋ねると、「豆の入ったお皿と空のお皿が置いてあって、豆を箸でつまんで空のお皿に移すんですよね」という答えが返ってくることが、かなりの頻度であります。

確かにこれをやっているところもあるのですが、私はやりません。なぜかというと、実際の食事でこんな動作はしないからです。豆を箸でつまんだら、口に持っていって食べますよね。それがうまくできないから訓練をするわけで、口に入れる動作をきちんと練習しなければ意味がないのです。

では、豆を隣の皿に移す動作と口の中に入れる動作では、どこがどう違うのでしょうか？

大きな違いは、前腕（肘から下）と手首を捻《ひね》ることです。豆を隣の皿に移す際には、前腕は平行移動、手首も固定したままです。ところが豆を口に入れるには、前腕を内側に返して、手首も内側に捻らなければなりません。いつもは無意識にやっていて気づかないのですが、

物を食べるという動作は、けっこう難しいのです。

さらに、高齢になると手の力が衰え、食べる動作がうまくいかなくなります。力が弱くて、お箸をうまく持てない。腕が思うように動かなくて、食べる動作がスムーズにいかない。食べ物をつまもうとしてこぼし、運ぶ途中でこぼし、口に入れる直前でこぼす、といった状態です。それを見た家族は、「あーあ、またこぼしちゃって」とは思うものの、「年だから仕方がないね」で済ませてしまいがちです。

しかし実は、これは由々しき問題です。食事動作がうまくいかないと、食事に時間がかかるようになり、食べている途中で疲れてしまって、だんだん食べる量が減っていくのです。すると、「栄養量が足りない」→「栄養が足りないから動かない」→「動かないから筋力低下」→「さらに食事動作がうまくいかない」と、負のスパイラルに入り込んでしまいます。

やせて外出もままならなくなった原因が、箸やスプーンをうまく使えなくなったことだった、なんてこともあるわけで、死ぬまで噛んで食べるためには、食事動作も大きく関わっているのです。

自助具を使って食事動作をスムーズに

では、食事動作がうまくいかなくて食べこぼしたり、食べる時間が長くなったりしていると気づいたら、どうすればいいでしょうか？

リハビリをして手や腕の機能が元に戻る場合は、もちろんリハビリをします。ただし、高齢で筋力が低下したような場合は、リハビリで元に戻すのは難しいため、箸をスプーンに換えたり、それでもダメなら自助具を使ったりします。

よく使うのが、柄を太くしたスプーンです。高齢になると親指の付け根の盛り上がり「母《ぼ》指《し》球《きゅう》」の力が弱くなって、親指でスプーンの柄をうまく押さえられなくなります。こうなるとスプーンがグラグラしてしまうので、柄の太いスプーンを使うのです。柄が太いと、確かに手の力が弱くても持てるのですが、実はこれには落とし穴がありました。

柄の太いスプーンをみなさんどうやって持つかというと、上から全指《ぜんし》で握るのです（**資料18**）。ところがこの握り方だと、スプーンを口に入れるときに、どうしても肘と肩と顎が上がってしまい、飲み込みに使う頸から肩にかけての筋肉が緊張します。要するに、飲み込みがうまくいかず、誤嚥する危険性が高いのです。

このことに私が気づいたのは、五島先生が主催する新宿食支援研究会に参加してからです

資料18　柄の太いスプーンでの食事姿勢とスプーンの握り方

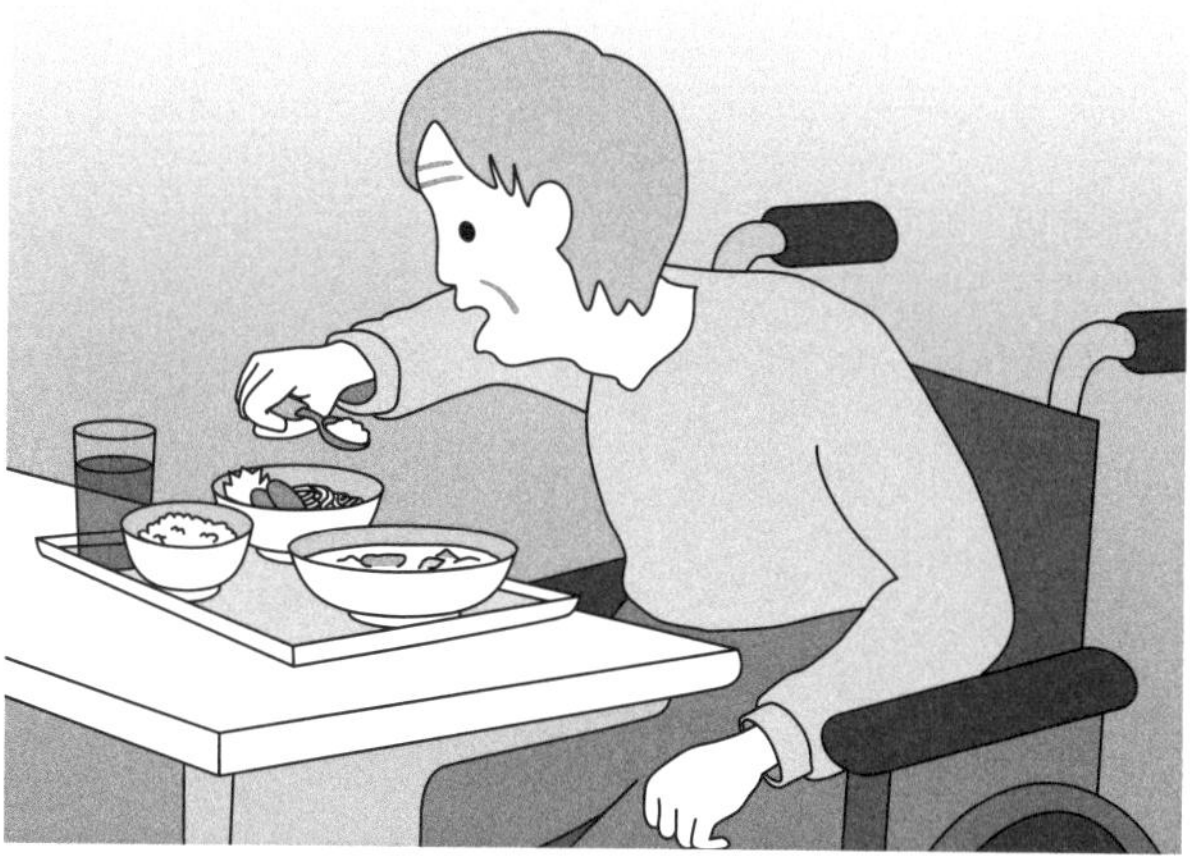

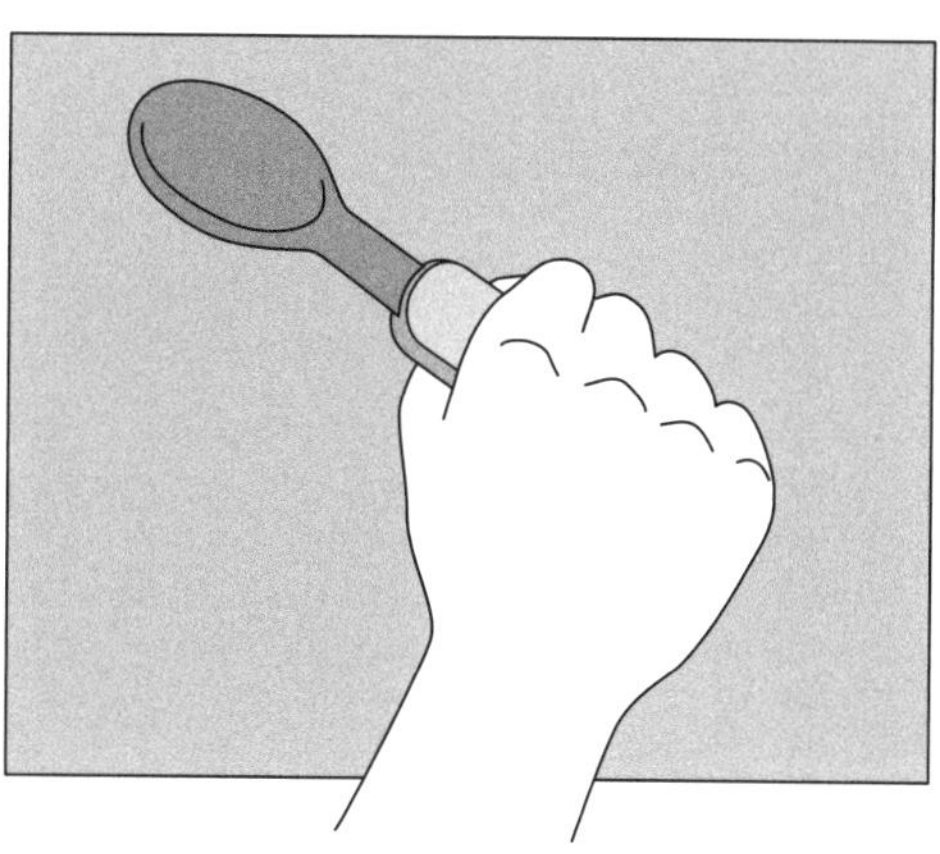

資料19　柄が太いフォークは三指握りでは持ちにくい

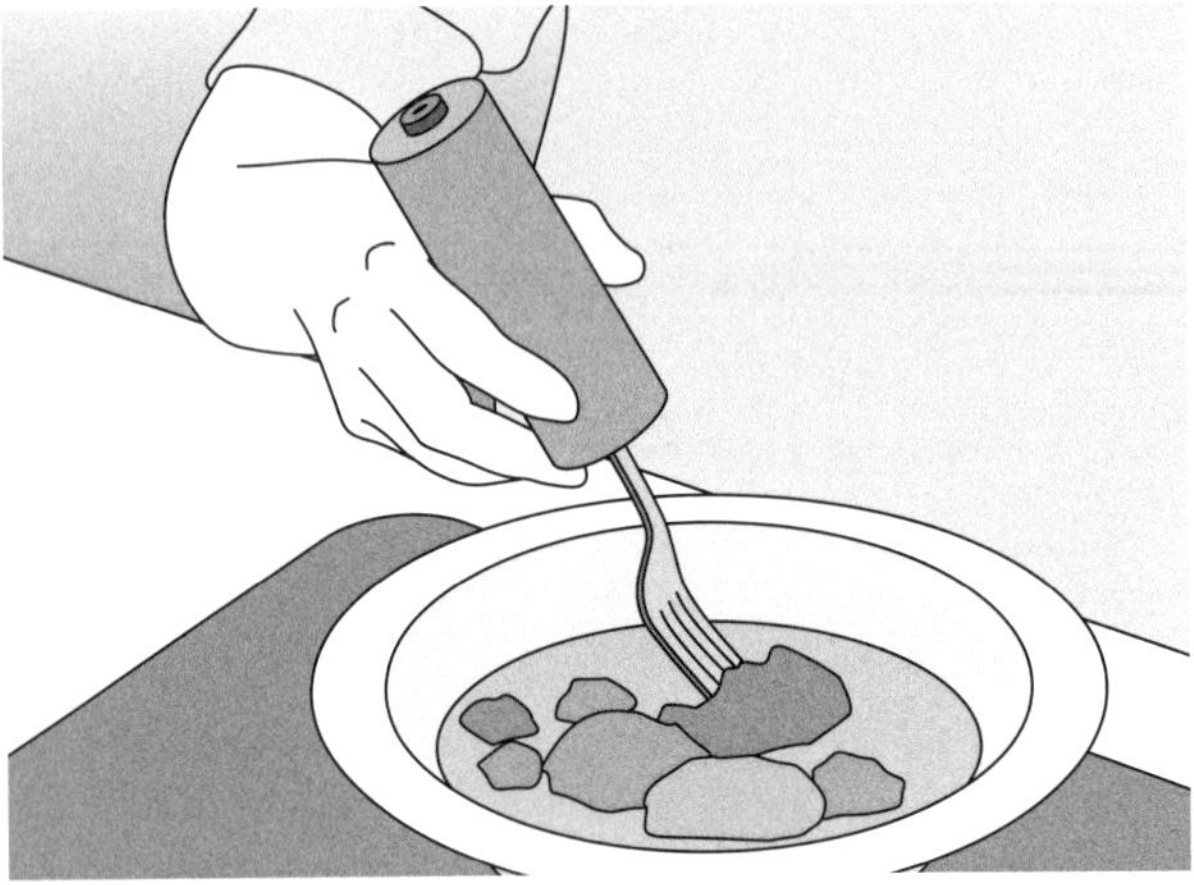

（新宿食支援研究会については第3章5、6をご覧ください）。それまでは、柄の太いスプーンを全指で握って食べることに、疑問を感じたことはありませんでした。ケアの現場では、それが当然だったからです。作業療法士や理学療法士以外の人たちと話すことで、自分たちが常識だと思っていることが、実はそうではないと気づいたのです。

　それはともかく、普段私たちがスプーンをどう握っているかというと、親指・人差し指・中指の3本を使った三《さん》指《し》握《にぎ》り、ペングリップとも呼ばれる握り方です。この握り方ならば、手首を返すことで、肩を上げなくてもスプーンを口に入れることができます。

　しかし、柄が太いスプーンやフォークだと、三指握りでは持ちにくいのです（**資料19**）。

柄を太くすれば持ちやすい。しかし柄が太いと握って持つため、誤嚥しやすい。このジレンマを、どうすれば解決できるでしょうか？　手の力が弱くてもしっかり持てて、三指握りと同じような動作ができる道具はないのでしょうか。

自助具として売られているものの中には、残念ながらありません。が、非常に簡単かつ安価に、解決できる方法があるのです。これは、新宿食支援研究会の中にある「ヒャクキン」というワーキンググループで生まれた技です。ヒャクキンという名前の通り、百均で売っているものを使って、日常生活の不便を解決しようというグループですから、使うのは百円の道具です。

スプーンの柄の先端を目玉クリップで挟み、クリップの部分を三指握りの要領で持つのです（**資料20**）。すると、掌《てのひら》でクリップを押さえることができて、親指の力を使わなくてもグリップ力が上がるのです。しかも、三指握りでスプーンを持つのと同様の動きができますから、食べる動作がスムーズになって疲れなくなりますし、余計な力が入らないため飲み込みにも影響が出ません。目玉クリップを使った自助具の映像は、YouTubeで動画を公開しています。（https://www.youtube.com/watch?v=PVwOatbQ1cc）

資料20　目玉クリップをつけたスプーン

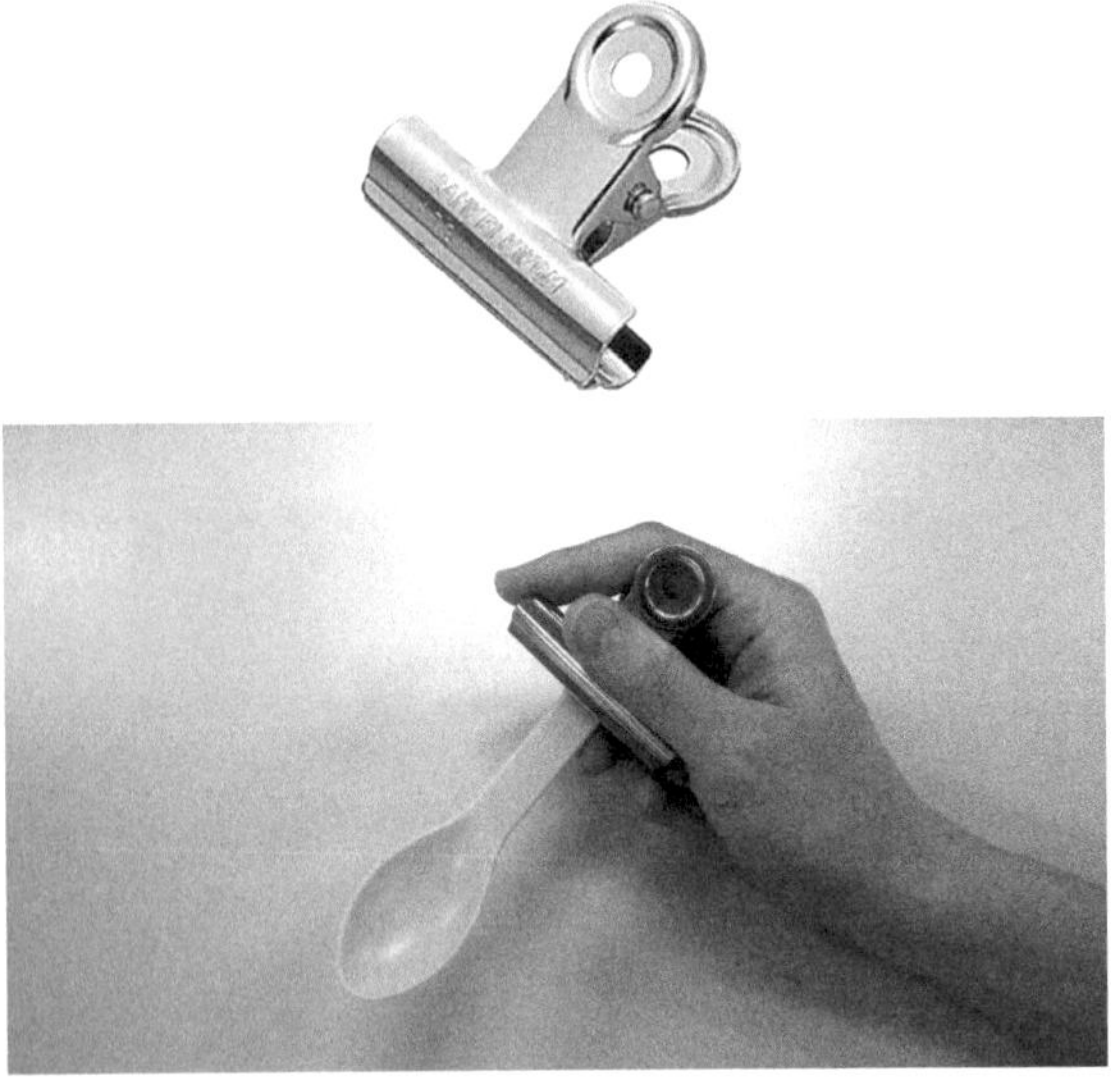

最初にこれを見せられて手で持ったとき、「これはすごい！　なんで今までなかったんだろう」と、驚きました。それで、今はいろいろな人に使ってもらって、効果を見ているところです。

　一つだけ事例をあげましょう。正中神経麻痺という、手の親指の神経が障害される病気の患者さんです。

　その人が、柄の太いスプーンで食べる訓練をしていたのですが、どうしても持ち方が不安定でうまくいかない、ということがありました。スプーンがグラグラするので動きが遅くなりますし、食べる動作に集中しなければならないため、非常に疲れます。食事の途中で疲れ果ててしまうのです。

その患者さんに、試しに目玉クリップをつけたスプーンを使ってもらったのです。患者さんは、2、3度握り具合を確かめると、スプーンでご飯をすくいました。いつもならその段階でスプーンが振れて、ご飯をすくうのに一苦労するのですが、1回でスッとすくえたではありませんか!

しかも、これまではご飯をこぼさないようにそーっとスプーンを持ち上げ、それでもこぼしてしまっていたのが、こぼさずにそのまま口に持っていって、食べられたのです。

患者さん自身も驚いたようですが、もっと驚いたのはこちらです。一口、二口、三口と、立て続けにご飯を口に運ぶ患者さんを見て、あっけにとられていたと言った方がいいでしょう。正直なところ、ここまで効果があるとは思っていませんでした。

ただし、その後いろいろな患者さんに試してもらう中で、認知症がある方の場合、クリップに気を取られてしまうとうまくいかない、ということがありました。ただ、食べ物に意識が向くとうまく使えていましたから、何度も使って慣れてもらえばいいのだと思います。

みなさんも、手の力が落ちた、スプーンをうまく持てない、というご家族がいたら、ぜひ試してみてください。目玉クリップはサイズがたくさんありますから、その方の手に合う大きさのものが必ずあるはずです。

②シャワーと歯磨き、どっちを取る？

【飯塚《いいづか》千《ち》晶《あき》：看護師】

私は訪問看護師として、患者さんのご自宅にうかがって療養のお手伝いをしています。具体的には、血圧・体温・脈拍などのチェック、服薬管理、医師の指示による点滴や注射などの医療処置、在宅酸素や人工呼吸器などの管理、食事・入浴・排泄などの介助や指導、嚥下機能訓練などの在宅リハビリテーション、低栄養や運動機能低下などに関するアドバイス、緊急時の対応、主治医やケアマネジャーなどとの連携など、多岐にわたっています。

訪問看護を受けるには、介護保険または医療保険を使いますが、いずれも主治医の「訪問看護指示書」が必要です。要支援・要介護認定を受けている人は、基本的に介護保険利用で、ケアプランに沿って訪問看護が行われます。

口腔ケアを続けたら、話ができるようになった！

私が関わった、80代のご夫婦の事例です。

奥さんはもともと認知症とリウマチがあり、手が不自由なためにご主人が食事の介助をしていました。3か月前に誤嚥性肺炎を起こして入院し、退院しましたが、禁飲食を宣告されてしまいました。中心静脈栄養で、寝たきりです。

中心静脈栄養とは、これまでにも出てきた通り、高濃度の栄養輸液を心臓に近い太い静脈に点滴する方法ですが、まったく口から食べない場合は、1日に必要な栄養を24時間かけて投与します。つまり、一日中点滴をしているため、動き回ることができません。

退院後は私たち訪問看護師が1日に2回入って、中心静脈栄養の管理や諸々のケアを行っていたのですが、あるときふと、奥さんの口の中がオレンジ色になっているのに気づきました。そこでご主人に尋ねたところ、「実は、こっそりジュースを飲ませていたんだ。すごくおいしそうに飲むからね」とのこと。主治医にしたら「とんでもない！」という状況です。

実際に熱も出てしまって、主治医からは「絶対に飲ませるな！」という指示。でも、本人が飲みたがるので、ご主人は飲ませたい。「では、どうするか？」というときに、口の中の乾燥がどんどん進んでいたこともあって、「口腔ケアをしましょう」と提案したのです。「私たちもするけれど、ご主人も協力してくれませんか」と言うと、「それで口から食べられるようになるなら、頑張るよ」と快諾し、寝る前も含めて1日3回しっかり口腔ケアをしてくれたのです。私たちが2回、ご主人が3回で、1日5回の口腔ケアです。

私たちは洗口液でのうがいも行いましたが、それはご主人には難しいので、口の中にジェル状の保湿剤を塗って、数分おいてガーゼで拭き取る。スポンジブラシで頬の内側や上顎を刺激する、ということをしてもらいました。

すると徐々に、奥さんの意識がはっきりしてきたのです。退院してからの禁飲食の3か月間は（こっそりジュースは飲んでいたわけですが）、じっとベッドに横たわったままで、意思の疎通はできない状態。もうこのまま逝くのだろうと、私たちは思っていたのです。

それが、口腔ケアを始めて2か月目には、「痛い！」などとはっきり言うようになったのです。しかも、口の中を刺激されると食欲がわくのでしょう、「食べたい」と意思表示をするようにもなりました。そして、とうとう主治医から「じゃあ、ちょっと食べてみようか」と、許可が出たのです。

その頃には意識がすごくはっきりしていましたから、ペースト食ではなく全粥《ぜんがゆ》からトライ。問題なく食べられました。ご主人は料理が好きで、自分で食事を作っていたのですが、奥さんが「おいしい」と言ってくれるようになって、とても嬉しかったようです。最終的に奥さんは、柔らかく煮た野菜や魚なども食べられるようになりました。

ストローで飲む栄養剤を併用することで、24時間入れっ放しの中心静脈栄養が外せて、ベッドから車椅子に移ることもできるようになりました。そして、最期までご主人の作った食事を食べて、亡くなりました。

口腔ケアは、成果が表れるまでに時間がかかります。その間モチベーションを保つのが大変なのですが、続ければここまで回復するのかと、口腔ケアの重要性を実感したケースでした。

ケアプランに口腔ケアが入っていない

ただ、在宅の現場では、口腔ケアの重要性がまだまだ知られていないのが現状です。私はもともと頭頸部外科の看護師で、口腔外科との混合病棟にいましたから、口の中の管理は必然的に身につきましたし、私自身も口腔ケアに興味がありました。ところが、看護師ならば口腔ケアを意識しているかというと、実はそうではありません。

たとえば、私の妹は整形外科の看護師ですが、整形外科に来る患者さんは自立している人が多いので、看護師が口の中を見ることはほとんどありません。したがって、口腔内への意識が薄いのです。

訪問看護ステーションを立ち上げたとき、仲間の看護師たちに「口の中も見てね」とうるさいほど言いましたが、最初は「どうして？」という反応が返ってくることがありました。今ではみんな口の中をしっかり見ていますが、口腔ケアの重要性が知られていないのです。

それは、ケアマネジャーも同様です。介護保険で訪問看護を行う場合、ケアマネジャーが作ったケアプランに基づいて看護を行います。ところが、「口腔ケア」という項目がケアプランに入っていたことは、ほとんどありません。メインが入浴介助や体拭きで、口腔ケアは入っていないのです。

体の清潔が優先というのは、患者さんの要望でもあるでしょうし、仕方のない面もあると思います。しかし、**1週間体を拭かなくても命に関わることはそんなにありませんが、1週間口腔ケアをしなければ命に直結します。**誤嚥性肺炎を起こして亡くなることも、決して稀ではないからです。

その意味で、看護や介護に関わる専門職に、もっと口腔ケアに目を向けてほしいし、そのためには口腔ケアの大切さを広めていかなくてはならない、と思っています。

5　入れ歯を直しても、口から食べられない人が大勢いた！

①1997年秋、衝撃的な事実を知った！

ここからは、五島に戻ります。

歯科医や歯科衛生士だけでなく、さまざまな専門家が「最期まで噛んで食べる」ことに関わっているのが、おわかりいただけたと思います。登場してくれた専門家はみなさん「**新宿食支援研究会**（**新食研**）」のメンバーです。

新食研は、さまざまな分野の専門家が「食支援」のために協働することを目指して、２００９年に14人で立ち上げました。それが現在では23職種、約１６０人にまで増えています。

「新宿」と名付けたのは、私のクリニックが新宿区にあるからで、まずは自分たちの地域から活動を開始するため。現在では、全国各地に同様の食支援の輪が広がりつつあります。

それにしてもなぜ、歯科医の私が多職種の専門家との協働を目指すようになったのでしょうか？　ここでは、そこに至るまでの経緯や、新食研の活動について述べます。

まずは、大学病院に勤務していた私が、「最期まで口で、噛んで食べる」ことに取り組むようになったきっかけからお話ししましょう。

まったくの手探りで、訪問歯科診療をスタート

私が訪問歯科診療を始めたのは、まだ大学病院に勤務していた１９９７年10月のことです。新宿で在宅医療を行っている医師に、「在宅療養中の人の中には、歯で困っている人がたくさんいる」と言われ、診療に同行したことがきっかけでした。

同行した先にあったのは、それまでまったく知らなかった世界でした。

歯科医の場合、診療するのは基本的に、自分の足で歩いてクリニックや病院に来られる患者さんです。したがって、そのときまで私は、寝たきりの患者さんに接したことがありませんでした。私たちが毎日前を通っている家やアパートの中に、人間の生活があり、こうして生きている人がいる。それを知らずに外側だけを見て通り過ぎていたのだと、衝撃を受けたのです。

最初の同行で訪ねた患者さんの姿は、今でも覚えています。通されたのは、隠居部屋といった感じの和室で、ベッドの上に高齢のやせた男性が寝ていました。入れ歯は外したままで、

意思の疎通もありません。

このとき初めて、〝寝たきり〟と呼ばれる状態の人を見たのです。後に私は、本当に寝たままで動けない人はごく少数で、多くの場合、介助する人手があれば起き上がって動けると気づくのですが、この頃はそんなことも知りません。

それから1か月間、勤務のない日曜日だけ診療に同行し、その翌月の11月から、やはり日曜日だけ、訪問歯科診療を開始しました。とは言え、周囲に訪問診療をしている歯科医はいません。見よう見まねどころか、まったくの手探り状態でのスタートです。

見たことのない光景、衝撃の連続だった

97年11月は、介護保険法が国会で成立する1か月前です。法案審議中だったとはいえ、まだ「介護は家族がするもの」という意識が強く、専門職が関わることもほとんどありません。また、医療者の口腔内への関心も低く、病院でさえ口腔清拭（当時は口腔ケアをこう呼んでいました）がろくにされていない状態です。

このような状況のなか、多くの患者さんは入れ歯を外されて、噛まずに食べられるものだけを食べていました。もちろん在宅では、口腔清拭などほとんどされていません。総入れ歯

なのに家族がそれを知らず、入れ歯を外して掃除したことがまったくないとか、歯がたくさん残っているのにブラッシングは一切されていないということも、よくありました。これまでに遭遇したことのない状況の連続、衝撃の連続です。

食べカスで口臭が発生しているのに排泄物の臭いだと思われていたとか、口の中に黒い膜が張っていて、口を開けてもらったらパリンと裂けたとかいうのは、誇張でもなんでもありません。健康ならば歯磨きをすることなど当たり前なのに、寝たきりになって自分で歯磨きができなくなると、誰もフォローしてくれなかったのです。

そんな状況でしたが、私はすぐ訪問歯科診療にのめり込んでいきました。大学病院にいたのではわからない、患者さんの生活がわかるからです。そして、在宅で必要とされるのは単に歯を治すことではなく、患者さんの生活を支えることであり、よりよく生きるための手助けをすることだとわかったからです。この患者さんの生活の質を高めるためには、何をすればいいのか？　それを考えるのが、とても楽しかったのです。

その後私は大学病院を辞め、週に3日外来で4日訪問という生活を3年間したあと、開業しましたが、開業後もずっと訪問歯科診療を続けています。朝晩の外来の間に、訪問診療の時間を毎日入れているのです。

咀嚼ができても、嚥下ができない人がいた

実際の診療では、入れ歯の調整が９割を占めました。入院して入れ歯を外され、そのまま家に戻った人たちの、入れ歯を入れるのです。なぜ、外した入れ歯を入れるのに歯科医が行く必要があるかというと、長い間入れ歯を外したままだと、顎がやせたり、歯の位置が動いたり、歯が欠けたりして、元の入れ歯が入らないのです。寝たきりだと、顎の位置がずれてしまって入らない、ということもあります。重力によって、下顎が後ろにずれるのです。

総入れ歯は、顎がやせて合わなくなっても、多くの場合、充填剤《じゅうてんざい》を使って調整すればまた使えるようになります。それに対して部分入れ歯は、ずっと入れないでいると歯の位置がずれて、固定するための針金が掛からなくなりますし、歯が欠けたり抜けたりして、針金を掛けられなくなることもあります。こうなると作り直しです。

私は補綴学《ほてつがく》専攻、すなわち入れ歯が専門でしたから、「ちゃんと入れ歯を作りなさい。食べられないのは入れ歯のせいです」と、ずっと教育されてきました。あなたの腕が未熟だから、患者さんは食べられないのです、と。

ところが訪問診療を始めてみると、いくら入れ歯をしっかり調整しても、口腔環境をきち

んと整えても、食べられない人が大勢いる。そこで初めて、**「入れ歯とは違う原因がある」**と、私は気づいたのです。

ものを噛む「咀《そ》嚼《しゃく》」と、飲み込む「嚥下」があるうち、歯科医が診察室で診療をするのは、普通に食事ができる人、すなわち嚥下ができる人です。ですから、咀嚼できるようにすることだけを目標にすればよかったのですが、在宅には嚥下がうまくできない人が大勢いた、ということ。嚥下をなんとかしなければ、食べられるようにはならなかったのです。

②摂食嚥下障害って、いったい何？

摂食嚥下障害も、口腔ケアも習っていなかった

私が訪問診療を始めた97年当時は、口腔ケアを口腔清拭と呼んでいたわけですが、ちょうどその頃に、「口腔ケアで誤嚥性肺炎を予防できるかもしれない」という論文が出てきました。「予防できた」という論文が出るのは99年になってからですが、これらの論文は医療の世界に多大な影響を与え、看護師向けの雑誌などにも、盛んに口腔ケア特集が組まれるようになりました。

また、それより少し前の94年には、摂食嚥下障害、すなわち食べる機能の障害の回復に、多職種が協働して当たるための研究組織「日本摂食嚥下リハビリテーション学会」が設立されました。脳梗塞などの後遺症で摂食嚥下障害のある患者さんのリハビリが、大きな課題となっていたのです。摂食嚥下障害のある患者さんは、誤嚥性肺炎を発症しやすい患者さんでもありました。

一方、私たちの年代の歯科医は、口腔ケアや摂食嚥下障害という言葉を一度も聞かずに卒業していたため、「口腔ケアってなに、歯ブラシと同じなの？」「摂食嚥下障害って？」「誤嚥性肺炎？　なんで歯科医が肺炎を診るの」というところから、学ばなくてはならなくなりました。そして、「口腔ケアで誤嚥性肺炎の予防ができるんですよね。歯科医が行くなら、ちゃんと口腔ケアをして、誤嚥性肺炎の予防をしてください」とか、「口腔ケアは摂食嚥下障害の訓練ですよね。だったら、歯科医は摂食嚥下障害まできちんと診てください」と、言われるようになったのです。

教科書に書いてある訓練は、家ではできない

訪問診療を始めていた私は、「入れ歯はしっかり入れた。外れない。噛み合わせもすごく

調子がいい。だけど、むせ込んじゃって全然食べられない」という人が大勢いるのを見ていましたから、「あっ、あれが摂食嚥下障害か」と合点がいって、学会に行きました。セミナーも受け、教科書も読みました。一生懸命勉強したのです。

ところが教科書には、在宅でできるような訓練が、ただの一つも書いていない。病院で、医師がいて、理学療法士や作業療法士も言語聴覚士もいて、管理栄養士もいて、放射線科があって、検査技師もいてという、万全な環境で毎日やるような訓練ばかりが書いてあるのです。そんな訓練、在宅ではできません。

では、どうするか？　そこで始めたのが、サラダせんべいを使った咀嚼テストや、棒付きキャンディーやスルメを使った訓練です。

サラダせんべいを使った咀嚼テストは、後輩の歯科医が書いた論文に載っていた方法です（＊4）。実に手軽で、何回噛んで飲み込むかを見るだけで、大体の咀嚼機能がわかります。なぜサラダせんべいかというと、吸水性があって唾液で柔らかくなるため、食べやすいからです。

摂食嚥下の訓練には、直接訓練と間接訓練があります。直接訓練は食べ物を食べながら行う訓練、間接訓練は食べ物を食べないで行う訓練で、間接訓練には口や舌などの運動やストレッチ、口周辺のマッサージ、口腔内の刺激などがあります。

口腔内の刺激は、冷やした綿棒で口の奥を刺激する「アイスマッサージ」が一般的ですが、私は棒付きキャンディーやスルメを使うことにしました。食べる機能を上げるための訓練なのですから、味や匂いのある食べ物で口の中を刺激した方が、適していると思ったのです。

匂いを嗅げば食欲が湧きますし、唾液も出ます。唾液が出れば、それを飲み込みます。それに、介助者が持って口の外からコントロールできる棒付きキャンディーやスルメなら、誤って飲み込んでしまう危険もありませんから、家族にもやってもらえます。家族にやってもらえれば、毎日続けることができます。

そして、間接訓練で「もう大丈夫」と見極めがついたら、直接訓練に入ります。初めはゼリー一口ですが、実際に食べてもらい、徐々に食べる量や食形態を変えていくのです。

ただし今は、間接訓練を経ずに、最初から直接訓練をすることが多くなりました。その人の機能に応じた食べ物で訓練をする方が効果が早く出るのと、その方が本人のモチベーションが高く保てるからです。もちろん、安全には十分気をつけなければなりませんが、いつまでも訓練をするだけだと、「どこまで行ったら食べられるの？」と、モチベーションが下がってしまうのです。

③初期の頃の訓練とその成果

棒付きキャンディー訓練で、意識がはっきり

棒付きキャンディーで訓練をして、少しですが食べられるようになったケースをご紹介しましょう。

Fさん（80代女性）は、多発性脳梗塞を発症して寝たきりになり、胃ろうを造設し、1年間まったく食べ物を口にしていません。訪問初日、ケアに入る前に話しかけたときには、目を閉じたままでなんの反応もありませんでした。

口の中を見ると、歯はないものの歯根が残っていて、歯根の周りの歯茎が赤く腫れて歯肉炎を起こしています。同居の娘さんが毎日ブラッシングをしているとのことですが、歯ブラシが硬かったようです。ほかの人の口の中をブラッシングするのは案外難しく、どうしても力が強すぎてしまうのです。

そのため、歯ブラシは柔らかいものを使い、やさしくブラッシングすることを意識する必要があります。また、Fさんは「歯ブラシを入れようとしても、口を固く閉じたまま開けて

くれないときもある」とのことでした。

そこで私は、まず初めに頬から頸、肩にかけての筋肉をマッサージして、ほぐしていきました。口を開けやすくするためです。さらに、耳の下をマッサージして唾液腺を刺激しました。その上で、持参した柔らかい歯ブラシを濡らして水を切り、口に入れて、歯茎や歯根をやさしくブラッシングしていきました。

炎症を起こした部分から少し血が出ましたが、それをガーゼで拭き取り、初日はこれで終了。この頃になると、視線は合いませんでしたが、Ｆさんは薄眼を開けていました。刺激が脳に届いて、少しですが覚醒状態が上がったのでしょう。


１週間後に訪ねると、Ｆさんの頬が明らかに柔らかくなっているのがわかりました。娘さんが毎日マッサージとブラッシングをしてくれたのです。前回と同様にブラッシングをすると、唾液が溜まったのでしょう、ゴクンと飲み込む音がしました。

「ああ、唾を飲み込めるんだ。これなら、口から食べられるようになるかもしれない」と思った私は、それを娘さんにも伝えました。娘さんは「食べられるようになるなら、とても嬉しいです」と、前向きに捉えてくれました。

それから何週間かは、ブラッシングをして唾液が出たら飲み込んでもらうことの繰り返しです。それを娘さんにもやってもらい、私もやって、唾液をしっかり飲み込めるようになったところで、いよいよ棒付きキャンディーの登場です。

キャンディーを水に浸《ひた》して濡らし、よく水を切ってから、Ｆさんの鼻先に近づけて匂いを嗅いでもらいます。「少し頑張ってくださいね」と話しかけながら、棒を持ってキャンディーを口の中に入れると、それまで無表情だったＦさんが、目をパッと見開きました。「いいぞ！」と思いながら、キャンディーを口の中で何度か回し、外に出しました。

Ｆさんは、しばらく口をモゴモゴ動かしていましたが、やがてゴクッと、唾液を飲み込む大きな音が聞こえました。歯ブラシのときよりも、ずっと大量の唾液です。そして、声を発したのです。何を言っているのかまでは聞き取れませんが、何か話したようです。

「なあに、なんて言ったの？」と、Ｆさんの口に耳を近づけて問いかける娘さんの姿に、思わず胸が熱くなりました。

それからは１日１回、娘さんにキャンディー訓練をしてもらうことにしました。Ｆさんにただ舐めてもらうだけでなく、キャンデーを舌に押し付けたり、取り出すときに唇に抵抗があるようにしたりして、刺激を与えるのです。そのようにして、１日１回から２回、３回へと徐々にキャンディー訓練の回数を増やし、唾液が問題なく飲み込めるようになったところで、ゼリーを食べる訓練に移りました。

ゼリーも一口から始め、徐々に量を増やしていって、1日に水羊羹《みずようかん》サイズのゼリーを1個食べられるまでになりました。そのあとは、ごく柔らかく煮た野菜など。食形態はそこまででしたが、意識がだいぶはっきりして、車椅子に乗れるようになったのは、嬉しい驚きでした。

目を閉じてなんの反応もなかったFさんがここまで来られたのは、娘さんが毎日マッサージをしたり、ブラッシングをしたり、棒付きキャンディー訓練をしたりしてくれたおかげです。時間はかかりますが、あきらめなければ成果はあるのです。

胃ろう女性が1年後、ステーキを食べられるまでに

もう一人、訓練の様子をご紹介しましょう。ちょうど私が開業した直後、2003年頃のことです。

Gさん（80代女性）は脳梗塞で入院し、誤嚥性肺炎を起こして「一生口から食べてはダメ」と言われ、胃ろうを造設して家に戻りました。私が呼ばれたのは、娘さんが「もう一度、

口から食べられるようにならないのかしら？」と思ったからですが、なぜそう思ったかというと、「一生口から食べてはダメ」と言われて、Ｇさんがうつ状態になってしまったからでした。食べることが大好きだったＧさんは、大きな楽しみを奪われて、生きていく意欲を失ってしまったのです。

テストをしたところ、Ｇさんは咀嚼・嚥下ともに能力が高かったため、入れ歯の調整と並行して、ゼリーを食べるところから開始しました。もともと、食べられないと言われたことでうつになるくらいですから、Ｇさんは食べる意欲も高く、ゼリー一口からどんどん進んでいきました。あっという間にゼリーを問題なく食べられるようになり、サラダせんべいのような、唾液で柔らかくなるものも、食べられるようになりました。

この間、娘さんには口腔ケアや口周辺のマッサージなどを、続けてもらっています。そのおかげでだんだん口の動きもよくなって、訓練を開始してから４か月で、Ｇさんは普通食に戻りました。「一生口から食べてはダメ」と言われた人が、たった４か月で、ご飯も味噌汁もおかずも、娘さんと同じものを食べられるようになったのです。

それから１年ほど経った頃、私のもとに１通の手紙が届きました。開けると、手紙に添えて写真が１枚入っていました。ステキなジャケットを着たＧさんが、レストランでステーキを前にして、にっこり笑っている写真です。見ているだけで、こちらまで幸せになるような笑顔でした。

④成果が出始めたとき、グサッとくる一言を言われた

機能向上が目標でいいのか？　2週間に1度の楽しみでいいのか？

Gさんは、この頃の患者さんの中では格段によくなった例ですが、今の私なら、口腔環境をしっかり整えた上で、最初から普通食を食べてもらったと思います。それくらい摂食嚥下能力が高い人でしたが、当時はまだそこまでの見極めができませんでした。

また、当時は私の目標自体が「機能向上」にあった、ということもあります。一生口から食べてはダメと言われた人が、ゼリーを食べられるまでに摂食嚥下機能が向上した。何も食べられなかった人が、ゼリーを食べられるようになった。そこがゴールであり、それを「すごい」と思っていたのですが、今思えばそれは、すごいことでもなんでもありませんでした。「訪問歯科って、こういうことをすればいいんだな」と思ったのですが、そうではなかったのです。

それを私に気づかせてくれた出来事があります。Gさんの事例よりもあと、開業して訪問診療が軌道に乗り始めた頃です。ある患者さんの奥さんに、「夫の生きる楽しみは、2週間に1度、先生が来てゼリーを食べさせてもらえることです」と、言われたのです。ものすごくショックでした。

2週間に1度の訪問診療は、こんな感じです。

「今日は調子よさそうですね。目もパッチリ開いていますね。はい、血中酸素濃度を測りましょう。98、バッチリです。じゃあ、ベッドを起こしていきますよ。苦しくないですか？　体に力が入っていないですか？　首も大丈夫ですか？　ちょっと右に傾いているから、クッションを入れておきましょう。さあ、ゼリーですよ。いいですか、よく見てくださいね。ゼリーですよ。ちょっと匂いを嗅いでみてください。ね、いい匂いするでしょ。はい、口を開けて。唇を閉じてください。スプーンをすっと抜きますよ。はい、今です。ゴクッ！」

こんな風にしてゼリーを食べることが、この患者さんにとっては「生きる楽しみ」なのです。生きる楽しみなら毎日でも味わってほしいけれど、私の訪問は2週間に1度。看護師は自分たちの仕事でせいいっぱいですし、奥さんは「怖くてできない」と言う。

私が行けば食べられるけれど、行かなければ食べられない。何かの都合で診療が1週間延びたら、生きる喜びが１週間延びる。それってなんなんですか、という話です。食べることが、まったく日常になっていなかったのです。

このときから私の目標、診療のゴールが、機能向上から「食事」になりました。そして、自分一人だけでは食べることを日常にできない、多職種で支えることがどうしても必要だと、思うようになったのです。

6　地域ぐるみの食支援で「死ぬまで噛んで食べる」を実現する

①「口で食べる」を〝日常〟にするために

生活に落とし込む人が必要だった

多職種で支える必要性を痛感した私は、まず最初に、食事指導のできる管理栄養士と一緒に訪問診療をすることにしました。管理栄養士ならば、患者さんに合った食形態の食事を、どうすれば作れるかを家族に教えることができます。

たとえば、フードプロセッサーにかける時間を、「30秒だとまだ食材のサイズが大きいから、1分にした方がいい」などと、きめ細かくアドバイスできる。さらに、「こういうものを食べるといい」というものを、その家の冷蔵庫の中を見て、その家の環境で、どうやって作ればいいかもアドバイスできます。

私が「こういうものを食べさせてください」と言っても、作るのは家族です。機能面から見た私の言葉を、現実の生活に落とし込む作業が必要で、それができるのが管理栄養士なのです。

さらに私は、さまざまな専門職と協働するには、地域の中で専門職同士がつながることが大事で、それにはなんらかの組織が必要だと考えるようになりました。そして、訪問診療の中で知り合った仲間と集まって立ち上げたのが「**新宿食支援研究会**（**新食研**）」、２００９年のことです。

「食支援」とはなにか

新食研立ち上げ時のメンバーは、歯科医と歯科衛生士のほか、管理栄養士、医師、ケアマネジャー、ホームヘルパーなど14人でした。自分たちが活動する新宿区で、「食支援」をする仲間を増やそう、そのために勉強会をしよう、というのが当初の目的です。

そこでハタと気付いたのが、「食支援ってなに?」ということでした。学術誌、学会誌など文献をいろいろ調べましたが、どこにも定義が載っていないのです。

それではと、食支援の定義を自分たちで作ることにしました。

・本人、家族に口から食べたいという希望がある、もしくは身体的に栄養ケアの必要がある人に対して、
・適切な栄養管理、経口摂取の維持、食を楽しんでもらうことを目的として、
・リスクマネジメントの視点を持ち、適切な支援を行うこと。

これが私たちが考えた食支援の定義であり、おそらく未だに日本で唯一の定義だと思います。摂食嚥下や口腔ケアなどに関わっている専門職はみんな、自分のやっていることを食支援だと思っていましたが、定義がなかったのです。

具体的にどんなことが食支援に含まれるかというと、摂食嚥下リハビリや口腔ケアのほか、全身管理や栄養管理など。実際の食事作りもそうですし、食事介助もそう。食事環境の調整なども含まれます。これら多岐にわたることを、病院や介護施設では職員が手分けして行っ

資料21　食支援への専門職の関わり

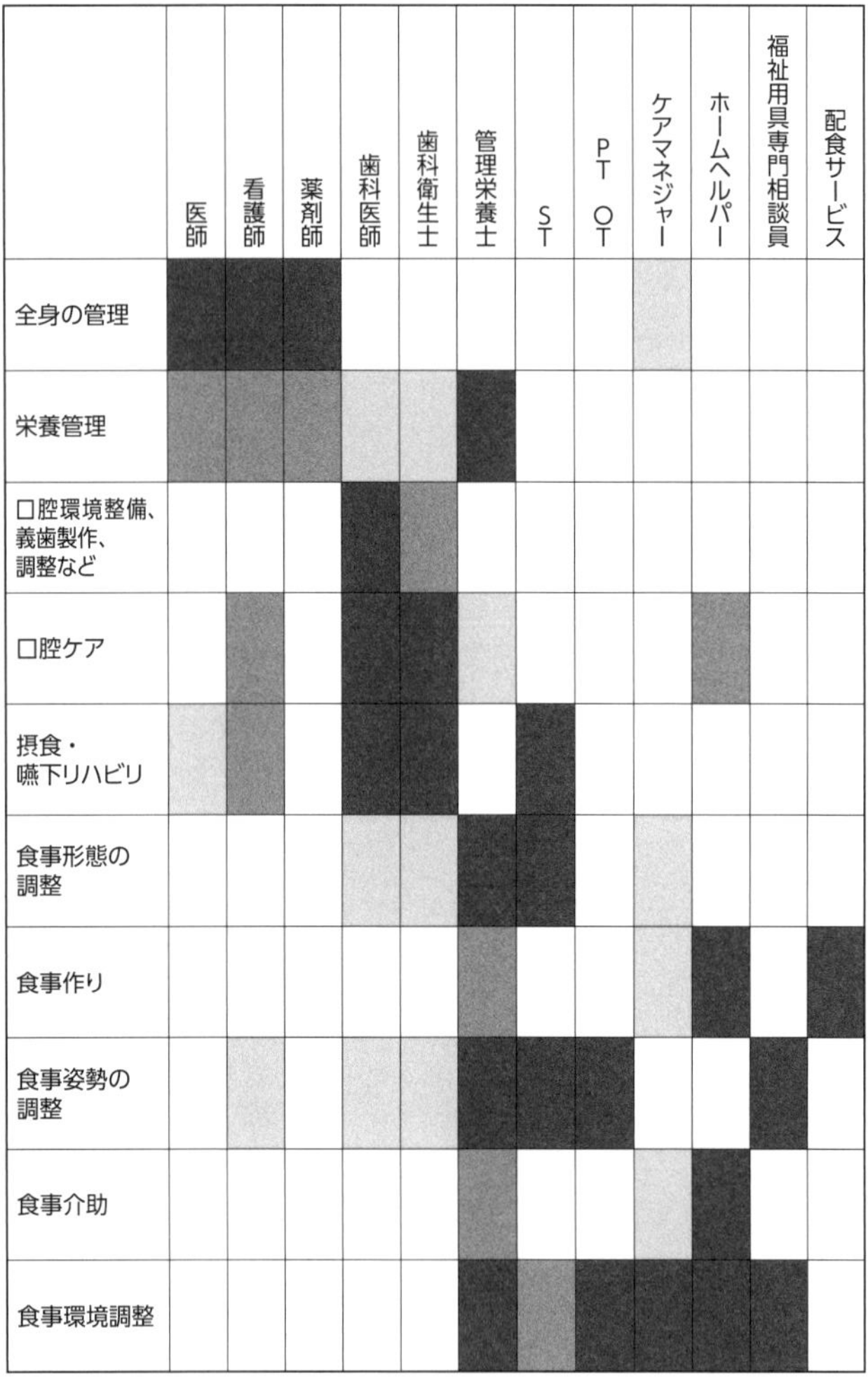

ているのですが、在宅では専門職同士の連携がほとんどないため、ケアが断片的になってしまっています。

右の表（**資料21**）は、食支援に関わる主な職種が、食支援のどの要素にどの程度関わっているかを示した表です。色の濃いところほど、強く関わっていることを示しています。

この表で見ていただきたいのは、すべての要素に関わっている専門職は一つもない、というところです。食とは栄養ですから、管理栄養士にたくさん色がついていますが、とはいえ「あの栄養士さん、入れ歯がうまいんだよね」なんてことはないわけで、多職種が連携しなければ食支援は成り立たないのです。

②「新宿食支援研究会」の活動とは

活動の要は「ＭＴＫ＆Ｈ」

新食研のモットーは、「最期まで口から食べられる街、新宿」です。まずは自分たちが活動する新宿区で、最期まで口から食べられることを当たり前にしよう、最期まで口で食べることをあきらめなくていいようにしよう、ということです。

そのための活動の要は「ＭＴＫ＆Ｈ」。実はこれ、英語ではなく日本語で、「見つける、つなぐ、結果を出す、そして広める」の頭文字です。

ＭＴＫ＆Ｈの第一段階は、専門職自身が食支援の目を持つことです。食支援が必要な人に接する機会の多い専門職、ホームヘルパーや訪問看護師、薬剤師、言語聴覚士、理学療法士、作業療法士などが食支援の目を持てば、自分が関わった人の中から食支援が必要な人を見つけて、ほかの専門職につなぐことができます。適切な専門職につながれば、結果を出すことができます。

ただし、それだけでは十分ではありません。

新宿区の人口は約34万人、そのうち高齢者は約6万人です。一方、高齢者のなかで摂食嚥下障害のある人は約16％、低栄養の人は約17％というデータがあります（＊5）。ということは、食支援を必要とする高齢者は、少なくとも20％弱はいると考えられるわけです。

これを人口にかけると、新宿区で食支援を必要とする高齢者は1万人以上。しかも、食支援を必要とするのは高齢者とは限りません。この人たちすべてをカバーし、適切なケアにつなげることは、専門職だけではとてもできないのです。

そこで重要になるのが、地域住民のみなさん自身に食支援の目を持ってもらうこと、「見つける、つなぐ」の役割を果たしてもらうことです。

たとえば、家族が最近やせてきた、食べるのに時間がかかるようになった、といった異変に気づいたら、ケアマネジャーに知らせる。ケアマネジャーが主治医に連絡し、主治医が管理栄養士に指示を出して、管理栄養士が食事指導をする。食事姿勢に問題があれば、理学療法士や福祉用具専門相談員が車椅子の調整などをする、といった具合です。

このような連携ができれば、誤嚥性肺炎を起こして禁飲食になる前に、手を打てます。「見つける（M）、つなぐ（T）、結果を出す（K）」という連鎖を無限に作り出すことで、「最期まで口から食べられる街、新宿」が実現できるのです。もちろんこれは、新宿だけのことではありません。全国どこでも同様です。

最後の「広める（H）」は、この連鎖を作り出すために、食の大切さや食支援とは何かといったこと、さらには栄養や食べる機能の知識などを、社会に広めることを意味します。そのために新食研では、「食支援サポーター」の養成講座も開催しています。対象は市民のみなさんや介護事業所などで、社会福祉協議会と共催することもあります。

ワーキンググループで個々の能力を高めて生かす

新食研の活動は、ワーキンググループに分かれて行っています。初めのうちは全員で集まって、その場でワーキンググループに分かれてセッションをしていたのですが、メンバーが増えるにつれて日程調整が大変になりました。そのため今は、ワーキンググループごとに月１回程度集まるようにしています。１つのグループは５〜15人程度で、全部で約20のグループがあります。

たとえば「ヒャクキン」というグループは、百円均一ショップに売っているものを使って、食事を快適にする工夫を考えています。第３章４①（174ページ）で登場した作業療法士の臼井さんはここのメンバーです。

「ＳＫＴＳ（最期まで口から食べることを支える会）」というグループは、ケアマネジャーや在宅医療クリニックの相談員、福祉系大学の教員などが集まり、それぞれ事例を持ち寄って、最期まで口から食べることの意味や支援の仕方などをディスカッションしています。

「宅配弁当ＥＸＰＯ」というグループは、地域にある配食サービスを理解してもらうために、宅配弁当業者４社に協力してもらって、各社のプレゼンと試食会を行う「宅１グランプリ」を開催。地域住民のみなさんに参加してもらいました。

このように内容はさまざまですが、すべて食支援に関する活動です。もちろん、活動はワーキンググループへの参加で終わりではなく、ここで高めた能力や培《つちか》ったネットワークを現場に生かすことが重要です。「利用者さんのところへ行ったとき、新食研に参加している人たちと一緒になるとすごく早く話が進むので、実務面でも有効に情報が共有できる」と言っているメンバーもいます。

③全国に食支援の輪を広げよう！

最終的には新宿だけでなく社会を変える

新宿の話をしてきましたから、「私の住む地域には食支援の専門家がいない。新宿とは違う」と思った方もいると思います。しかし、本当にそうでしょうか？

私がパーソナリティを務めるラジオ番組にも「私の町には食支援の専門家がいない」というハガキがよく来ます。でも実はその町に、食支援に積極的な医師がいたりすることがあります。専門家が発信していないために住民のみなさんとつながれないのです。ですから、食支援に力を入れている専門職は、ぜひその地域で仲間を集めて、発信してほしいと思います。

私は、新宿だけよければそれでいいとは思っていません。新宿から始めたのは、自分の足元を固めなければどうしようもないからであって、最終的には社会を変えないと、最期まで噛んで食べることは実現できないと思っています。

そのために、私をはじめとする新食研のメンバーが、全国に講師として出かけて講演やセミナーを行ったり、「最期まで口から食べられる街づくりフォーラム全国大会（タベマチフォーラム）」や「タベマチサミット」というイベントを開催したりもしています。全国の食支援団体との連携も深めつつあります。

少しずつではありますが、食支援の輪は広がっています。興味のある方はぜひ、ご自分の住む地域に食支援団体がないかどうか、ネットなどで探してみてください。

車椅子で外食できる店と、図書館が今後の課題

私が今後の課題として考えているのは、車椅子で入れる飲食店を開拓することと、図書館でイベントを開催することです。

なぜ車椅子で入れる飲食店の開拓かというと、以前実施した調査で「外で食べている人は、最期まで食べていた」という結果が出ているからです。一緒に外に行ける人がいて、行ける

場所があって、外で楽しめる人。そういう人は最期まで口から食べていた、という統計データが出たのです。

これは、逆を考えてみれば、当然だとわかります。「外で食べる」の反対は、「家で食べる」です。家に友達がワイワイ来てくれればいいけれど、そんな家はあまり見たことがないですよね。だいたい、家で、一人で、食べる。宅配弁当を1日1食取って、それを1日分として食べていたりする。外にも出ない。そうなるともう、どんどん体力も身体機能も落ちていきます。最期まで口で食べられないのです。

この負の連鎖を断ち切るには、車椅子でも気軽に入れて、食べることを楽しめる店がたくさんあるようにしないといけません。要は、外食できるコミュニティ作り、行き場所作りということです。図書館でのイベントも同様です。

あなたは平日の昼間、図書館に行ったことがありますか？　私はたまたま訪問診療の合間にちょっとだけ時間が空いて、「喫茶店に入るほどの時間もないし、この近くに図書館があったな」と思って、昼間の図書館に行ったことがあります。

一歩中に入って驚きました。おじさんであふれていたのです。仕事をリタイアして行き場所がなくなった男性が、図書館に集まっていた。家にいてもすることがないから、図書館に来て、新聞や雑誌を読んでいる。そんな人たちです。

図書館が休みの日以外、毎日毎日来るわけです。でも、図書館というところは、3年通っても友達のできないところです。おしゃべりしてはいけない場所ですから。まあ、しゃべらなくてもいい、という点にひかれて来ている面もあるのでしょうけれど。

私はゾッとしました。自分の将来の姿を見たような気がしたからです。図書館に通って、しゃべらないまま、人と接点がないままに何年かが過ぎ、オーラルフレイルになり、やがて口から食べられなくなる。これは、まずい。食支援をこれほど訴えてきた私が、口から食べられなくなったというのでは、洒落《しゃれ》になりません。

それを阻止するには、図書館に来ている男性たちを巻き込んで、何かイベントをしなくては、と思ったのです。できれば持続性があって、本気になれること。何かの研究グループを立ち上げたり、起業塾のようなものを開いたりするのもいいでしょうし、図書館で飲み会を開いたっていいでしょう。もちろん、女性の参加も大歓迎です。

このようなわけで、行政を巻き込んで図書館イベントを実現しようというのが、車椅子で行けるレストランの開拓と並ぶ、今の私の課題。ＭＴＫ＆Ｈと並ぶ、最期まで口で食べられる街作りの第一歩です。

第4章　「死ぬまで噛んで食べる」ために、今日からできること

第4章では、口の衰えに気づくポイントや、口の環境や機能の上げ方、いざというときの専門職とのつながり方など、「死ぬまで噛んで食べる」ために今日からできることを、簡単にまとめておきます。

歯磨きや口の筋トレなどについても具体的に述べますので、自分の口の衰えや家族の口の衰えが気になる人も、そうでない人も、ぜひ実行してみてください。

1　兆候に気づく

①心身の衰えより前に起こる、口の衰え

オーラルフレイルの状態で気づいて手当てする

「死ぬまで口で、噛んで食べる」ためには、口の機能を低下させないことが大事です。口の機能が低下すると、食事がしにくくなって、栄養バランスが崩れたり低栄養になったりします。すると筋肉量が減って、体を動かしにくい状態、すなわちフレイル（虚弱）となり、やがて要介護状態へと進んでいきます。そうなれば飲み込む力や免疫力も低下して、誤嚥性肺炎を起こしやすくなってしまうのです。

このような健康からフレイルへ、そして要介護状態へという坂道の入り口にあるのが、オーラルフレイル（口の虚弱）です。

オーラルフレイルの始まりは、わずかなむせや食べこぼし、口の乾燥など、些細な症状であり、日常生活に支障が出るわけではないため、見過ごされがちです。しかしこれを放置す

ると、口の機能がどんどん低下して、負のスパイラルに入り込んでしまいます。

逆に、オーラルフレイルの状態で手当てをすれば、比較的容易に、元の健康な状態に戻ることができます。

したがって、オーラルフレイルの些細な兆候を見逃さず、兆候が見つかったら素早く対処して、口の環境や機能をいい状態に戻すこと。さらには、オーラルフレイルにならないように、日頃から口の環境や機能に注意して、いい状態を保つことが、とても大事です。

②こんなことがあったら、要注意

家族も気づく兆候「食事時間」

では、オーラルフレイルの兆候には、どのようなことがあるでしょうか。第１章でも述べましたが、もう一度記しておきましょう。主な兆候には、以下のようなものがあります。

・口が渇く
・口が臭う

・むせる
・食べこぼす
・滑舌が悪くなった（うまくしゃべれない）
・硬いものが噛めない
・以前よりも食事に時間がかかるようになった

このほかに、ときどき歯がしみる、舌が汚れている、飲み込みにくい、味がよくわからないなども、オーラルフレイルの兆候です。一つでも該当する項目があったら、オーラルフレイルを疑ってみましょう。

ただ、兆候の多くは主観的なものですから、周囲は気づかないことがあります。家族など周囲の人が見て気づきやすいのは、「以前よりも食事に時間がかかるようになった」です。夫婦で一緒に食事をしていて、いつもだいたい同じくらいに食べ終わるのに、どちらか一方が遅れるようになったりしたら、この項目に当てはまると思っていいでしょう。

もちろん、数分程度の遅れを気にする必要はありません。これまでの倍近く時間がかかるようになったりしたら、要注意です。

心配な人は、口腔機能低下症の検査を

オーラルフレイルの兆候がある場合は、歯科医に相談してください。本当は、訪問歯科医が自宅にうかがって、「食器が持ちにくくて時間がかかっていますね」などと、生活環境も含めて診た方がいいのですが、歩いて歯科医院に行ける人に訪問診療はできません。

そのため、なかなか生活環境まで診ることはできませんが、歯科医院でも「口腔機能低下症」かどうかの診断はできます。口腔機能低下症でなければ、ほかに原因があるとわかります。

口腔機能低下症の診断には、舌《ぜつ》圧《あつ》を測ったり、咀嚼能力のテストをしたりします。舌圧は、舌圧計の先端についている小さなバルーン（風船）を口に入れ、舌に力を入れてバルーンを上顎に押し付けます。その圧力で、舌の力を測るのです。

咀嚼能力のテストでは、チューインガムやグミゼリーを噛んでもらい、その状態によって評価します。どちらも医療保険の対象ですから、オーラルフレイルの兆候がある人は、自分の口腔機能をきちんと把握して改善に取り組むためにも、一度検査を受けてみるといいでしょう。

2　口の環境を整える

①大人の歯磨きは、根元と隙間が大事

よく噛んで食べること、生活習慣の改善、そして歯磨き

オーラルフレイルを防ぐ、あるいはオーラルフレイルから脱出するための２本柱は、口腔環境を整えることと、口腔機能を上げることです。まずは、口腔環境を整えるために今日からできることを見ていきましょう。

口腔環境を整えるとは、一言で言えば口の中の細菌を減らすことです。口の中の細菌が少なければ、虫歯になったり歯周病になったりする確率が低くなり、歯を失うことも減ります。さらに、唾液を誤嚥しても、肺炎を発症する危険性が低くなります。

では、どうすれば口中の細菌を減らせるのでしょうか？　基本は３つです。

一つ目は、よく噛んで食べること。よく噛んで食べれば唾液がたくさん出て、唾液の殺菌作用で口中がキレイになりますし、食物と一緒に細菌も飲み込みますから、さらに口中がキ

レイになります。

2つ目は、生活習慣を見直すこと。たとえば、生活習慣病の代表とも言える糖尿病は、病気そのものの影響で唾液の分泌が減りますから、結果として口中の細菌が増えます。やはり代表的な生活習慣病である高血圧は、高血圧そのものが歯茎に悪影響を与えますし、薬を飲めばその影響で唾液が減ります。

喫煙やカフェインは血行を悪くして、やはり歯茎などに悪影響を与えます。糖分のある飲料をダラダラ飲みすれば、歯の再石灰化が阻害される上に細菌が増え、虫歯や歯周病になる危険性が高まります。

このような生活習慣を改善することで、口腔環境も整っていくのです。

3つ目は、歯磨きです。歯磨きは、朝起きてすぐと、寝る前が大事という話をしましたが、磨く場所は根元と隙間が大事です。子どもの場合はプラークが付着しやすい臼歯の噛み合わせ面などに虫歯ができやすいのですが、大人の場合は歯の根元に虫歯ができやすいからです。

というのは、中高年になると歯茎が下がり、歯の根元がむき出しになります。歯の根元はエナメル質で覆われていないために弱く、歯冠部よりも虫歯になりやすいのです。また、歯茎が下がると、歯の根元の隙間が広くなり、汚れが溜まりやすくなります。

したがって、歯ブラシで歯を磨くだけでなく、歯間ブラシやデンタルフロスも使って、歯の根元や隙間の汚れもキレイに落とすことが大事です。

歯磨きの〝お流儀〟は人それぞれで構わない

では、どのように歯磨きをすればいいのでしょうか？

歯磨きに関しては、いろいろな方法が紹介されています。

たとえば、「食後すぐに磨くと再石灰化の妨げになるから、食後すぐは歯間ブラシやデンタルフロスだけ使っておいて、20分以上経ってから歯磨きをする」という方法。

あるいは、「最初は何もつけないで歯磨きをしてプラークや食べかすを落とし、うがいをして口の中をキレイにする。それからフッ素入りの歯磨きをつけて磨き、1、2回軽く口をすすぐ」という方法もあります。これは、フッ素を定着させるのに有効な歯磨き法とのことです。

どちらも間違いではありませんが、細菌の面からすれば、歯間ブラシやデンタルフロスも食後すぐでなくて構いません。フッ素の効果からすれば、フッ素を塗布した方が確実ですし、フッ素入りの歯磨きで毎日磨けば、ここまで神経質にしなくてもそれなりに効果はあります。

歯磨き法は、いわばお茶やお花の〝お流儀〟と同じで、どれがいい悪いということはありません。自分の気に入った方法でいいのです。

大事なのは、口の奥の方まで丁寧にブラッシングしてプラークを落とすこと、歯の根元や隙間にも注意を払うことの２点です。

②歯ブラシ「はみ出したら取り替える」は間違い

使い続けると細菌が増えてしまう

あなたは、どれくらいの頻度で歯ブラシを取り替えていますか？

よくあるのが、「裏から見て、毛がはみ出していたら取り替える」という答えです。テレビCMの影響もあってか、かなりの人がそう認識しているようですが、実はこれは間違いです。

そもそも、裏から見て毛がはみ出すほど強く歯を磨いてはいけません。また、優しく磨いているとなかなか毛がはみ出しませんが、だからと言ってずっと同じ歯ブラシを使い続けるのもいけません。なぜかというと、どんなに気をつけて保管しても、細菌が繁殖するため。

細菌が繁殖した歯ブラシで歯を磨いたのでは、かえって口の中を汚くするようなもので、逆効果だからです。

では、どれくらいで取り替えればいいかというと、1か月程度が妥当でしょう。もったいないと思わずに、1か月経ったら、はみ出していなくても取り替えてください。

歯ブラシは、毛の柔らかいものを使ってください。ドラッグストアなどで売っている歯ブラシには、硬め・普通・柔らかめとありますが、柔らかめを選びます。これは、歯茎や口の中の粘膜を傷つけないためです。

ヘッドは小さめで、全体の形はストレートなものを選びます。突飛な形のものや大きなものは、かえって使いづらく、奥の方まで磨けなかったりします。

これは自分で歯磨きする場合もそうですし、介護者が介護される人の歯を磨く場合も同じです。特にほかの人の口の中は、感覚がわからないため、ともすれば強く磨いてしまいがちです。介護者が磨く場合は、意識してそっと磨いてください。

電動歯ブラシは、たいていの人がうまく使えない

電動歯ブラシは、私はお勧めしません。というのは、最近はだいぶ小さくなったとはいえ、

手持ちの歯ブラシに比べると大きく重いため、うまく使えない人が多いから。電動歯ブラシは清掃効率が高いため、うまく使えればいいのですが、それが難しいのです。

実際にやってみていただくとよくわかりますが、奥歯の奥の面などを電動歯ブラシで磨くのは、至難の業《わざ》です。要介護者に対しても、電動歯ブラシは使いません。当たりが強すぎてしまうのと、大きさがあって口の中がよく見えないためです。

介護者が要介護者の口腔ケアをする際には、粘膜用ブラシやスポンジブラシといったものも用います。自分で歯磨きやうがいができない人に対して、口の中に残った食べかすや、舌や粘膜の汚れなどを取る道具です。使い方は両方とも同じで、少量の水で湿らせて、汚れを絡みつけるようにして取ります。

ただし私としては、スポンジブラシはお勧めしません。使うなら粘膜用ブラシをお勧めします。なぜかというと、スポンジブラシは１回ごとの使い捨てが鉄則ですが、もったいないからと、何回も使い回す人がいるのです。それでは口の中にわざわざ細菌を増やしているようなもので、唾液を誤嚥したら肺炎を発症してしまいます。

その点、粘膜用ブラシは洗って繰り返し使えますし、スポンジブラシよりもしっかり口の中をキレイにできるので、いいのではないでしょうか。

③入れ歯洗浄剤より、入れ歯用ブラシ

入れ歯洗浄剤でプラークは落ちない

ところで、あなた自身、またはあなたの家族に、入れ歯の人はいるでしょうか。入れ歯を使っている場合、お手入れをどうしていますか？「コップに水と洗浄剤を入れて、一晩浸けておく」という人が多いのではないでしょうか。

実は、これはＮＧです。なぜかというと、入れ歯にもプラークは付着しますし、付着したプラークは、ゴシゴシこすらなければ落ちないから。入れ歯洗浄剤だけでは、キレイにならないのです。

入れ歯の手入れに使うのは、比較的小さな部分入れ歯なら、普通の歯ブラシで結構です。大きめの部分入れ歯や総入れ歯の場合は、入れ歯用ブラシを使った方が便利です。大きいので効率よく洗えますし、土手の内側の窪《くぼ》みにも毛先が届くからです。

入れ歯の場合は柔らかいブラシである必要もありませんし、ガシガシ磨いて構いません。ネットなどには、「入れ歯は柔らかいため、強く磨くと傷つく」と書いてあったりしますが、

資料22

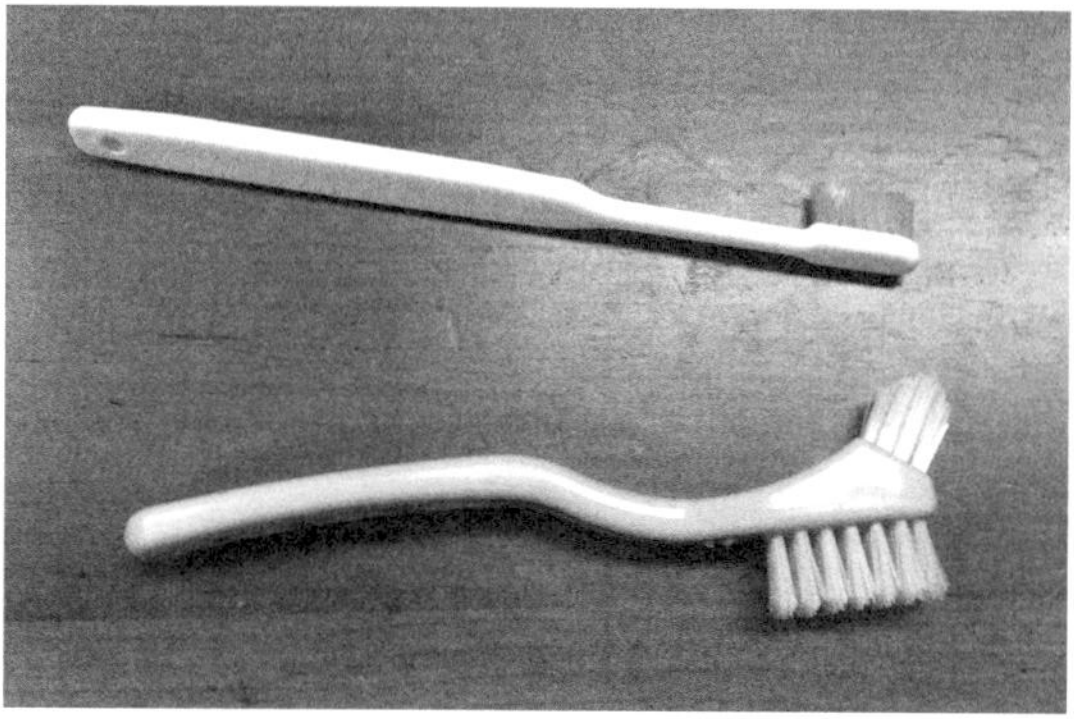

通常の歯ブラシ（上）と、入れ歯用ブラシ（下）

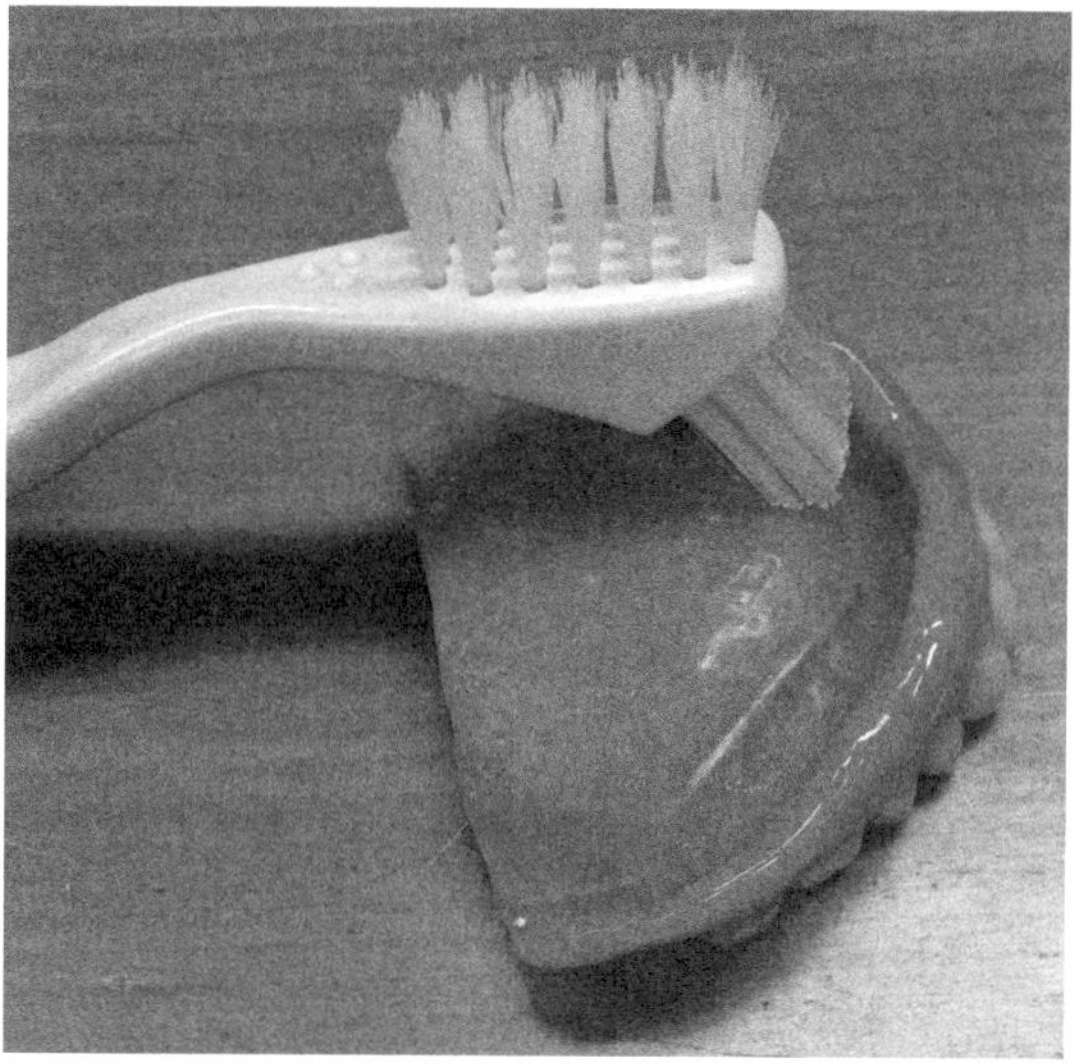

入れ歯と入れ歯用ブラシ

そんなことはほぼありません。

もしかしたらそれは、入れ歯洗浄剤を売るための陰謀ではないか？　と、私は疑っています。洗浄剤が普及して、**みんなが入れ歯を磨かなくなったのは、歯科医としては実に迷惑な話なのです。**もう一度言いますが、磨かなければプラークは落ちません。

ただし、きちんとブラシで磨いてから、洗浄剤に浸《つ》けるのはまったく構いません。洗浄剤はブラッシングのあと、プラスアルファで使えばいいのです。

④口が渇く人にはスプレーやジェル、マッサージ

マッサージで唾液分泌を促す

私たちは通常、１日に１０００～１５００㎖の唾液を分泌していますが、高齢になるにつれて、分泌量がしだいに減っていきます。それだけでなく、ストレスがあっても唾液は減少しますし、抗コリン作用のある薬や糖尿病などによっても唾液は減少します。

唾液が少ないと、口の中の細菌が増えるだけでなく、食物を飲み込みづらい、味を感じにくいといったことも起こりますし、がん発生の引き金となる活性酸素を減少させる働きなど

も低下してしまいます。私たちの口は、唾液がある湿潤な環境で機能するようにできていますし、体も唾液の働きがあることを前提にできていますから、唾液が減るとさまざまな不具合が起こるのです。

そこで、口が渇く、口が臭うなど、唾液が減った兆候を感じたら、唾液の分泌を促すようにします。唾液の分泌を促すには、よく噛んで食べること、生活習慣を改善すること、歯磨きをして口腔内を刺激することの3点が大事ですが、唾液腺マッサージも有効です。

唾液腺マッサージは、以下のように行います。マッサージするのは、耳下腺、顎下腺《がっかせん》、舌下腺の3か所です。

耳下腺へのマッサージは、両手を上の奥歯のあたりに当てて、後ろから前へゆっくり円を描くように回します。**顎下腺へのマッサージ**は、親指を顎の骨の内側の柔らかい部分に当てて、左右の耳の下から顎の下まで、順に5か所程度押します。**舌下腺のマッサージ**は、両手の親指を揃え、顎の真下から上へ、突き上げるように押します。

いずれも5～10回程度行います。テレビでも見ながら、気楽にやってみてください。

かなり高齢で唾液がほんの少ししか出ないとか、何らかの病気によって、あるいは口から

資料23　唾液腺マッサージ

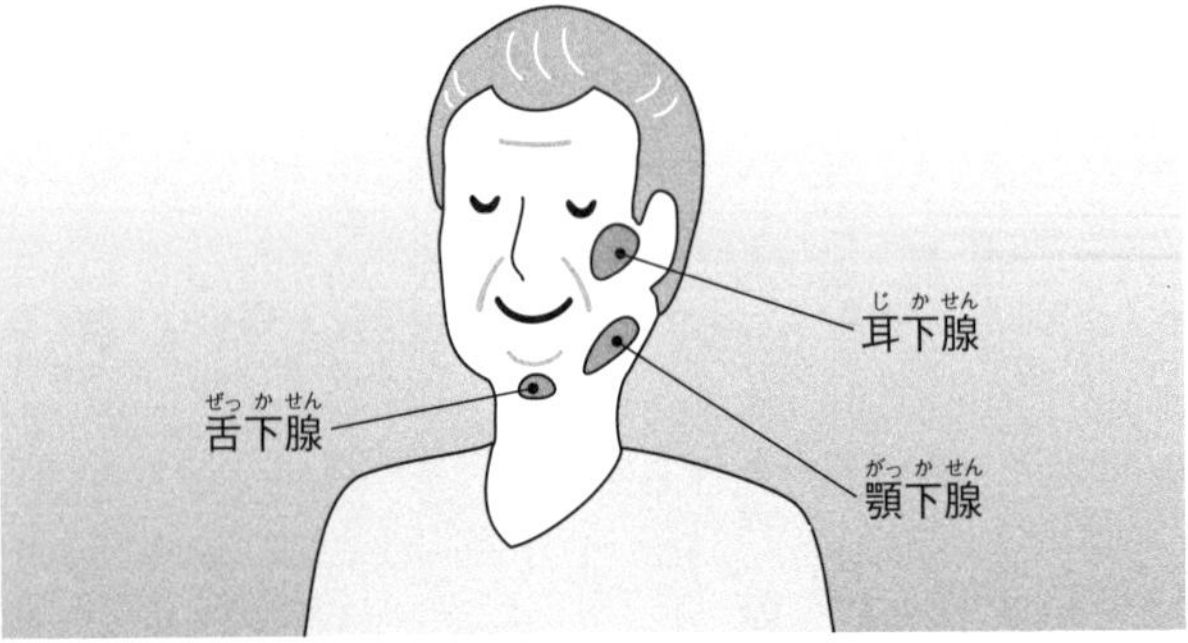

耳下腺への刺激

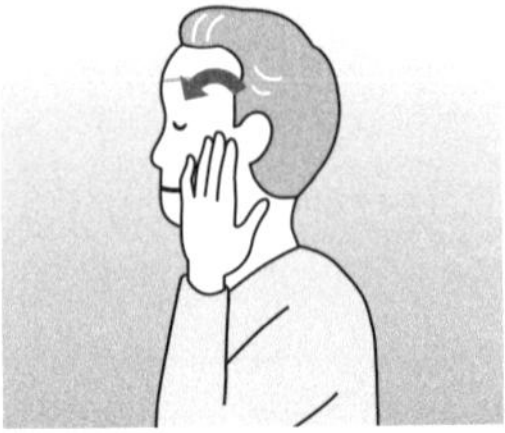

顎下腺への刺激

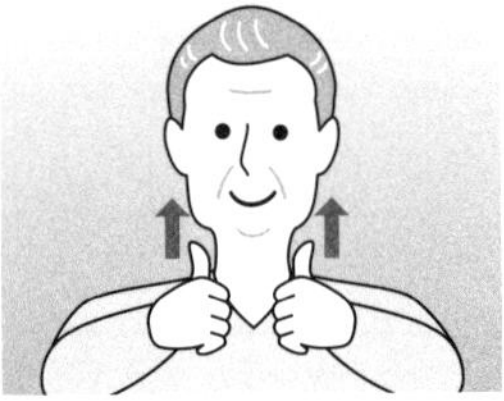

舌下腺への刺激

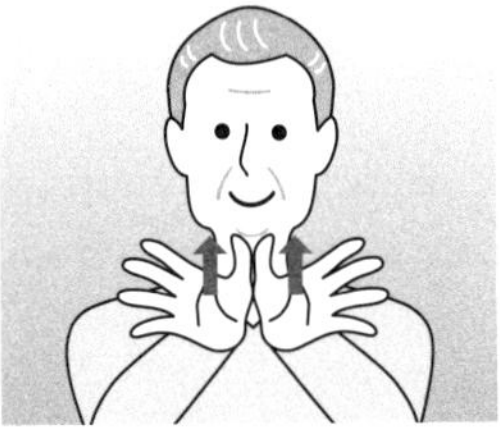

食べないために唾液がわずかしか出ない人は、口腔用の保湿剤を使うといいでしょう。

保湿剤には、洗口液、スプレー、ジェルなどの種類があり、洗口液は自分でうがいができる人用。ジェルは自分でうがいができない人や乾燥が激しい人、または就寝時用。スプレーはその中間です。

どのタイプが適しているかは口腔機能によって異なりますから、初めて使う人は歯科医に相談してください。

3　口の機能を上げる

①マウスピースで改善するケースも

歯ぎしりをしない人はいない

オーラルフレイル予防、あるいはオーラルフレイルからの脱出のためのもう一つの柱は、口腔機能を上げることです。口腔機能にはさまざまな要素がありますが、まずは歯のためにできることから見ていきましょう。

突然ですが、あなたは歯ぎしりをしますか？

「歯ぎしりがうるさいって、女房に起こされることがあるんだよ」という人もいるでしょうし、「私は歯ぎしりなんてしたことないわ！」という人もいると思います。

ところが歯ぎしりは、間違いなく全員がしています。歯ぎしりをしない人はいないのです。

なぜかというと、歯ぎしりとは、上下の歯を無意識に噛み合わせることだからです。歩いている最中にぐっと歯を噛み締めたりしたら、それがもう歯ぎしりです。

当然、寝ている間にも、歯をぐっと噛み締めることはあります。その噛み締め方がひどく、しかも横に動かして音を出す人を「歯ぎしりする」と言っているだけで、実はみんなしているのです。

歯ぎしりの原因は、よくわかっていません。ストレスの高い人ほど歯ぎしりする率も高いというデータがあることから、ストレス発散としてやっているのではないかと言われていますが、はっきりしたことはわからないのです。

ただし、歯ぎしりが歯に悪いことはわかっています。歯は、年を取るとすり減りますが、その主な原因が歯ぎしりであり、歯ぎしりがひどいとすり減り方も激しいのです。

歯の表面を覆っているエナメル質は、人体で最も硬い物質です。したがって、食べ物を噛んだぐらいでは、容易にすり減りません。まして現代人はあまり硬いものを食べませんから、歯がすり減るのは食事のせいというよりは、エナメル質とエナメル質がこすれ合う歯ぎしりのせいなのです。

歯ぎしりが原因で知覚過敏になることも

歯がすり減ると、エナメル質の下にある象牙質が露出します。すると起こるのが、知覚過敏です。エナメル質は痛みを感じませんが、象牙質には象牙細管という微細な管状の穴があり、それを伝わって刺激が神経に伝わります。

つまり、象牙質が露出していると、熱いものや冷たいものを食べたとき、その刺激が神経に伝わって痛みを感じるのです。さらに、歯ぎしりによって圧力が加わると、歯茎が弱って腫れてしまうこともあります。こうなると細菌が入り込みやすく、歯周病の危険性が高くなります。

とはいえ歯は、唾液に含まれるカルシウムなどによって再石灰化しますから、エナメル質が補修されて、知覚過敏も一過性で治る場合が多いのです。しかし、歯ぎしりがひどかったりすると、知覚過敏が慢性化してしまうことがあります。

そのような場合は、マウスピースを使って歯ぎしりを防止する方法があります。歯ぎしり自体を止めることはできませんから、マウスピースで歯を守るのです。

マウスピースは、ボクシングやラグビーなどの選手が、ケガ予防のために使用するものというイメージが強いと思いますが、歯科の治療に使われることもあります。歯ぎしりの防止もそうですし、顎関節症の治療に使われることもあります。

「全部の歯がしみる」と訴えていた患者さんが、マウスピースで症状が治まったこともありましたし、睡眠中に装着することで、肩こりや頭痛が治ったケースもあります。

歯ぎしりがひどい人や知覚過敏が慢性化している人は、死ぬまで噛んで食べられる口でいるためにも、歯科医師にマウスピースの使用を相談してみてください。

②噛みごたえのあるものを、よく噛んで食べる

噛めない場所を作らないことが大事

オーラルフレイルの兆候のうち、食べこぼす、滑舌が悪くなった、硬いものが噛めない、以前よりも食事に時間がかかるようになった、といったあたりには、舌をはじめとする口の

筋肉の衰えが大きく関わっています。

第2章でも述べたように、食べることにはほぼ全身の筋肉（60数種類の筋群）が関わっていますが、さらに摂食嚥下の際に直接動く筋肉（頭頸部）は50種類以上とされていて、これらの筋肉が加齢とともに衰えていくのです。

したがってオーラルフレイル対策には、これらの筋肉をいい状態に保つことが重要です。

そのためには何と言っても、よく噛んで食べることです。肉や根菜など噛みごたえのあるものを、しっかり噛んで食べてください。

ただし、この場合の「噛む」とは、奥歯で噛み砕くことをさします。前歯で噛むのは「切って」いるのであって、ほとんど筋力を使いませんから、口の筋トレにはなりません。

ところで、50代ぐらいになるとよくあるのが、「歯が1本だけ痛いけれど、これを避ければなんとかなる」と、反対側だけで噛み続けることです。すると、痛くない方の歯に負荷がかかりすぎて、不具合が出ます。

左右の歯にかかる負荷は、5対5でなくてもいいのですが、10対0になるとさすがに負荷が大きすぎて、詰め物が外れたり、歯が割れたり欠けたりしてしまう。そうなると両側とも噛めなくなってしまい、今度は前の方の歯だけで噛むようになります。

前の方の歯だけで噛むということは、奥歯でぐっと噛み締めていないということであり、筋力を使っていない状態です。したがって、この状態が長く続くと筋力が低下していきます。すると、どうなると思いますか？ 入れ歯を入れても、入れ歯が合わないのです。筋力がなく、しっかり噛めないために、入れ歯を入れても調子が悪いのです。

こうならないためには、最初の1本のときにきちんと対処すること。時間がないから、痛くて嫌だからと先延ばしにせず、その時点で治療しましょう。歯は力のバランスですから、噛めない場所を作らない、不安な場所を作らないことが、死ぬまで噛んで食べるためにとても大事です。

噛めないと、栄養が足りなくなる

「噛めないと栄養が足りなくなる」と言われたら、あなたはどう思いますか？「当たり前だろう」と思いますよね。

しかし、しっかり噛めなくても、実はカロリー不足にはなりません。しっかり噛めなくなると、ご飯やうどんのような柔らかいものばかりを食べ、肉や根菜などのよく噛まないと食べられないものは避けるようになります。そのため、カロリーは足りているけれど、タンパク質やビタミン、ミネラル、食物繊維などの栄養素が足りない状態になってしまうのです。

怖いのは、それでもお腹は満たされますから、栄養が足りないことになかなか気づかないことです。

つまり、噛まないから口の筋肉も使わず、肉などを食べないからタンパク質も不足して、筋力低下がますます進み、さらにしっかり噛めなくなるという、負のスパイラルに陥ってしまいます。

また、食物繊維などを摂らないと食後高血糖になったり、カロリー過多の状態が続けば糖尿病になったり、内臓脂肪が増えたりもします。生活習慣病のリスクが高まるのです。糖尿病などになれば、病気や薬のせいで唾液が出にくくなり、口の環境や機能がさらに低下するという問題もあります。

「よく噛めない」という、いわば些細なトラブルが、全身の健康に関わっているわけです。

その意味からも、肉や野菜なども満遍《まんべん》なく、よく噛んで食べることがとても重要です。

ただし高齢者の場合は、何がなんでも全部食べ終わるまで食事を続ける必要はありません。ものを食べるという行為には、かなりのエネルギーを必要とするため、長時間食べ続けると疲れてしまい、むせることが増えるのです。

したがって、食事時間は40分を目安にして、それ以上かかる場合は一旦中止します。食事を１日3回ではなく5回に分けたり、間食をしたりして不足分を補い、１日に必要な分の栄養を摂るようにしてください。

③体操やストレッチを活用する

口腔機能を維持・向上させるための体操

口の機能を維持する基本は「よく噛んで食べること」ですが、ちょっと時間が空いたときに、できる範囲で体操やストレッチをしておくのもいいことです。

顔や頸、肩などの筋肉をほぐしたり、口や舌を動かしておくことは、よく噛むための準備として大事ですし、口の機能を高めようという意識づけにもなります。

ここでご紹介する体操は、公益財団法人８０２０推進財団が推奨するものです。

以下、**資料24**、**資料25**、**資料26**のイラストでご紹介します。

資料24　上半身の体操：上半身の筋肉をほぐします。

① **深呼吸**：鼻から大きく息を吸い込み、口をすぼめてゆっくり吐き出す。

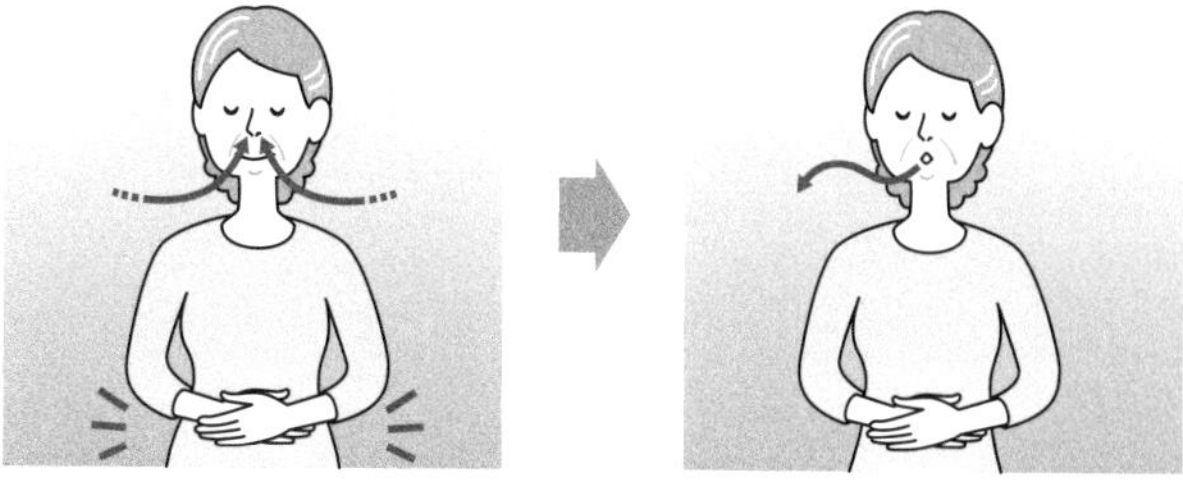

② **頸の運動**：首を左右に傾ける。左右を向く。首を大きく回す。

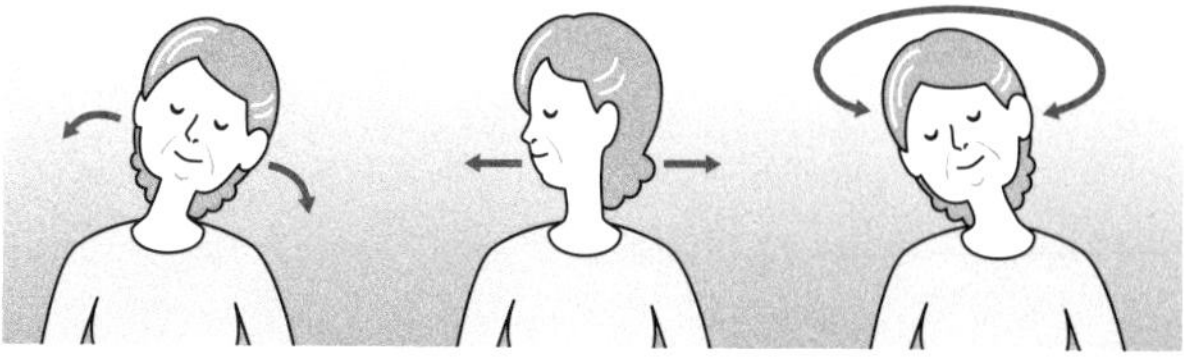

③ **肩の運動**：肩を上げ、力を抜いてストンと下げる。

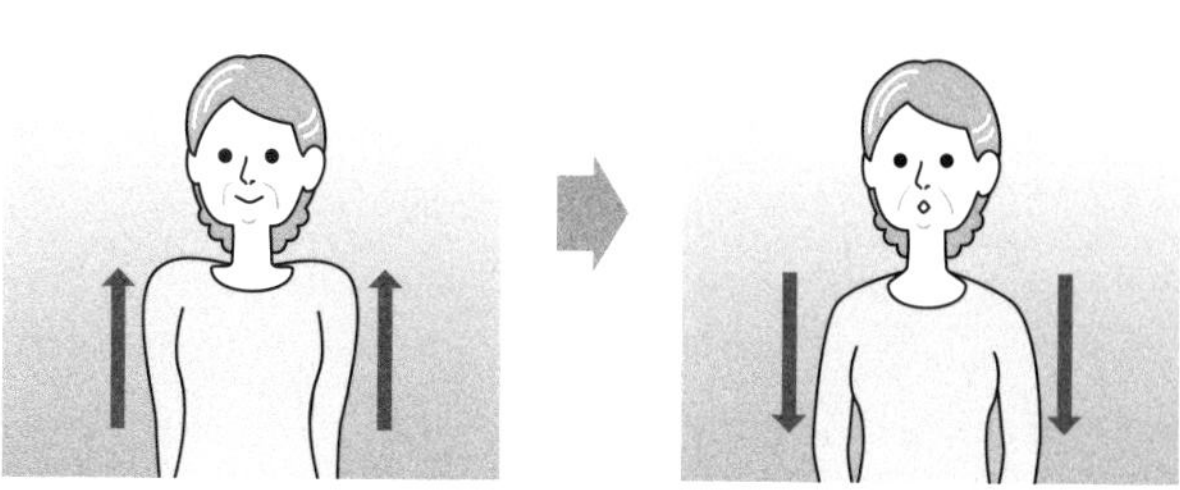

資料25　顔の体操：口周りの筋肉を動かす体操です。

①「イー」と言うように、
口を横に引く。

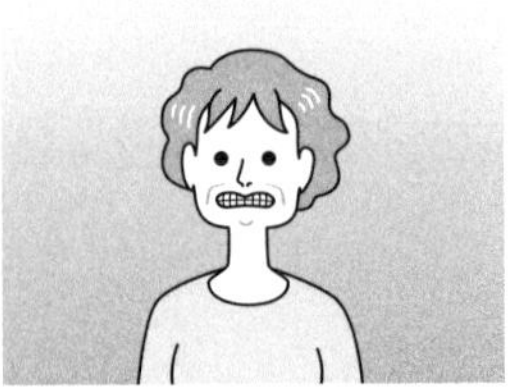

②「ウー」と言うように、
唇を前に突き出す。

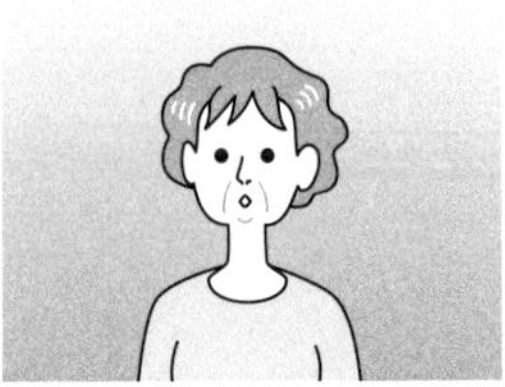

③ 頬を膨らませる。

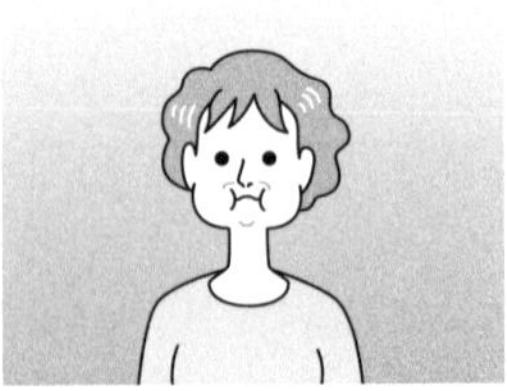

④ 唇をすぼめて息を
吸い込む。

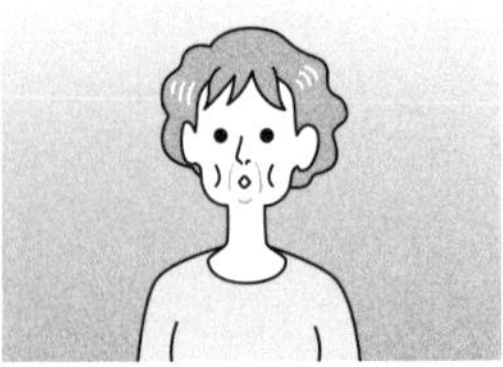

⑤ 口を大きく開けて
「アー」と言う。

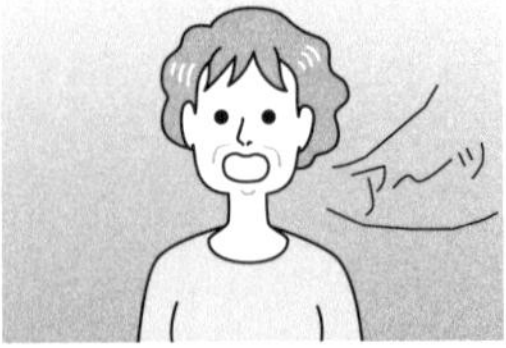

資料26　舌の体操：舌の動きをよくし、唾液の分泌を促します。

① 舌を前に出す。

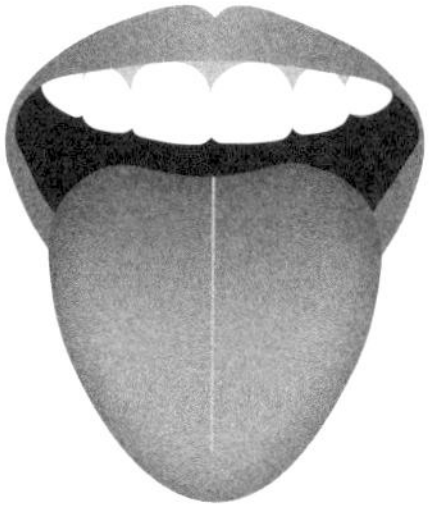

② 出した舌を
左右に動かす。

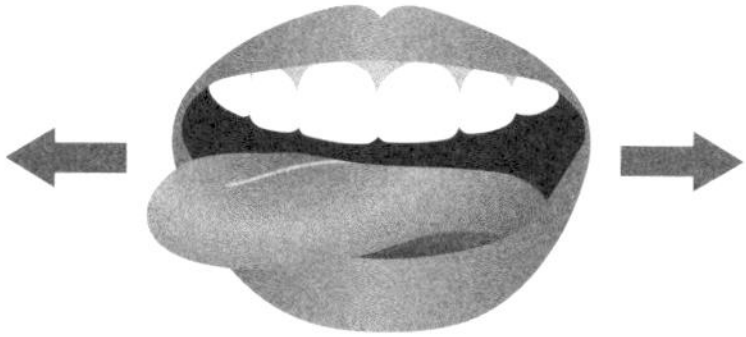

③ 舌を回して
唇を舐める。

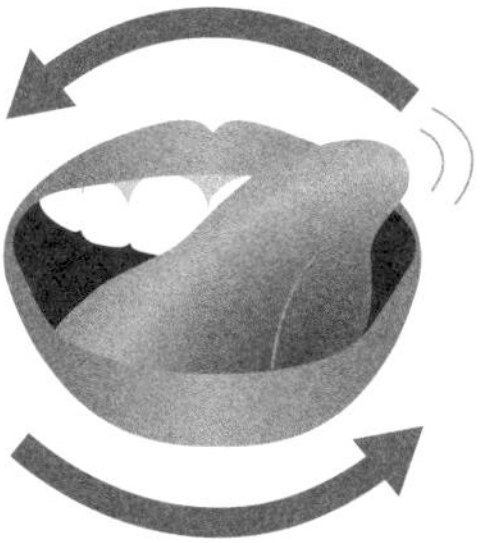

誤嚥予防体操

死ぬまで噛んで食べるためには、姿勢も大きく影響します。

そこで、「誤嚥しない食事姿勢を保てる体作り」のための体操、すなわち「誤嚥リスクが高くなるのを予防する」体操をご紹介しましょう。

この「誤嚥予防体操」は、新宿食支援研究会のメンバーで理学療法士の市《いち》川《かわ》塁《るい》さんのオリジナルです。

体操は全部で5種類7個あり、それぞれを5～10回繰り返します。**資料27～資料31**に見るように、1．骨盤起こし体操（①②）、2．胸開き体操（①②）、3．首引き体操、4．首傾き改善体操、5．体傾き改善体操、の5種類7つの体操です。

1回にかける時間は3秒程度です。できる範囲から始め、徐々に動きを大きくしていきます。ぜひやってみてください。

資料27　❶ 骨盤起こし体操

① 手を膝の上に置きます。
息を吐きながら、ゆっくり前に倒れます。

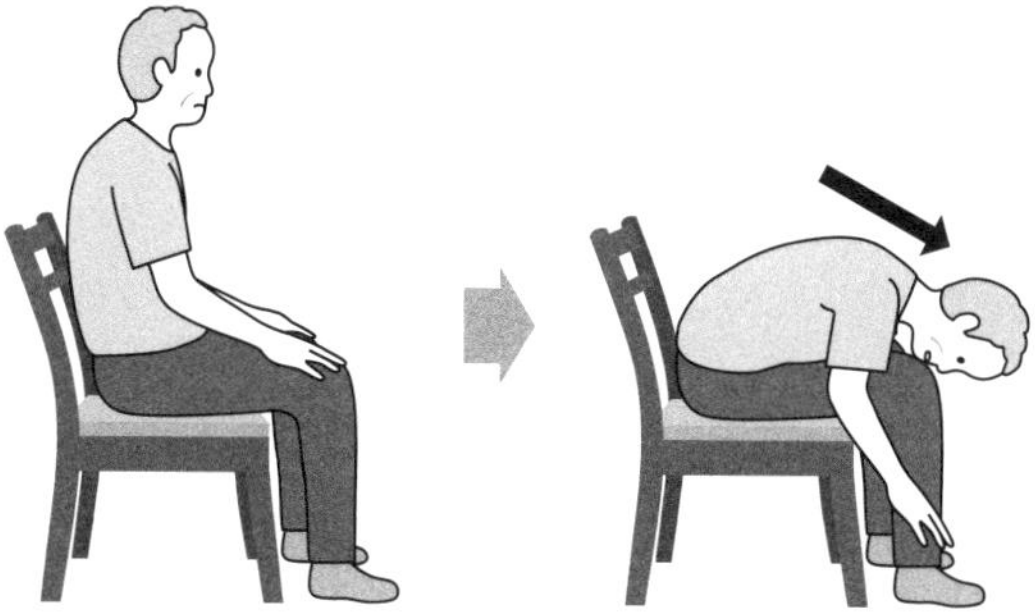

② 手を膝の上に置きます。
息を吸いながら、ゆっくり骨盤を起こします。

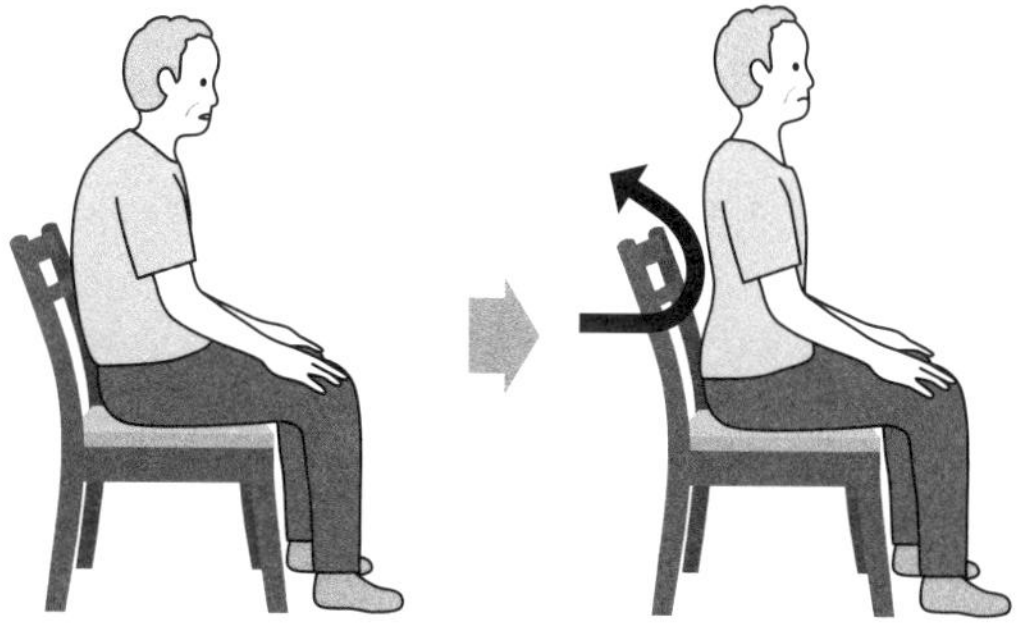

資料28　❷ 胸開き体操

① 手を首の後ろで組み、軽く脇を締めます。
胸を引き上げるようにして、上を向きます。

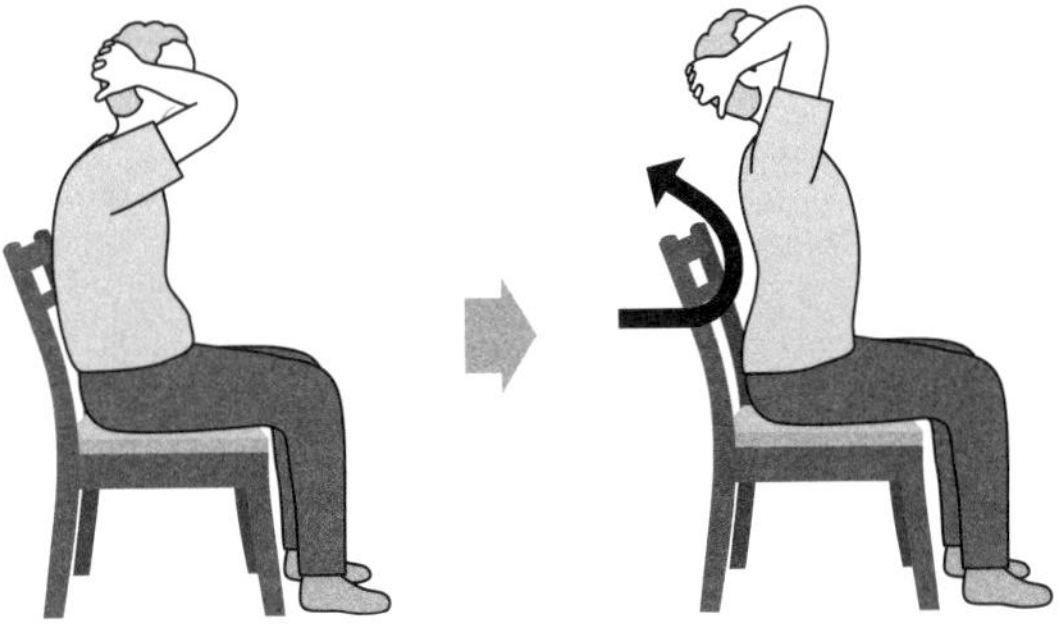

② 深く座り、背もたれに寄りかかります。
息を吐きながら、ゆっくり後ろに倒れます。

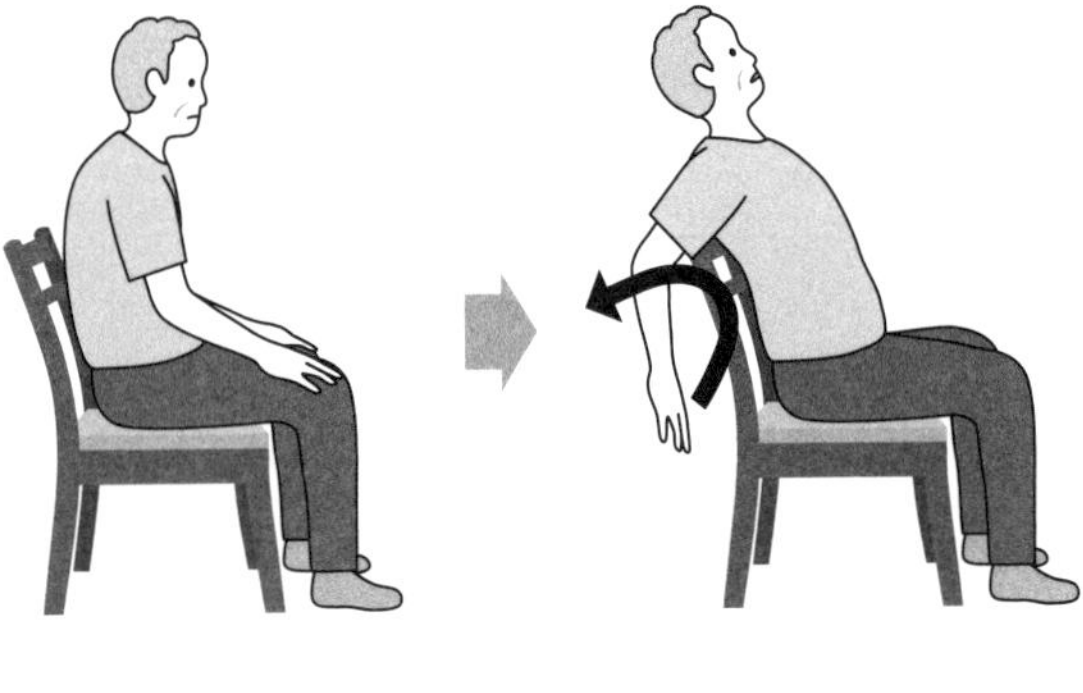

資料29　❸ 首引き体操

顎を前に出し、手を反対側の肩にかけます。
二重顎を作るようにして顎を引きます。手を替えて同様に。

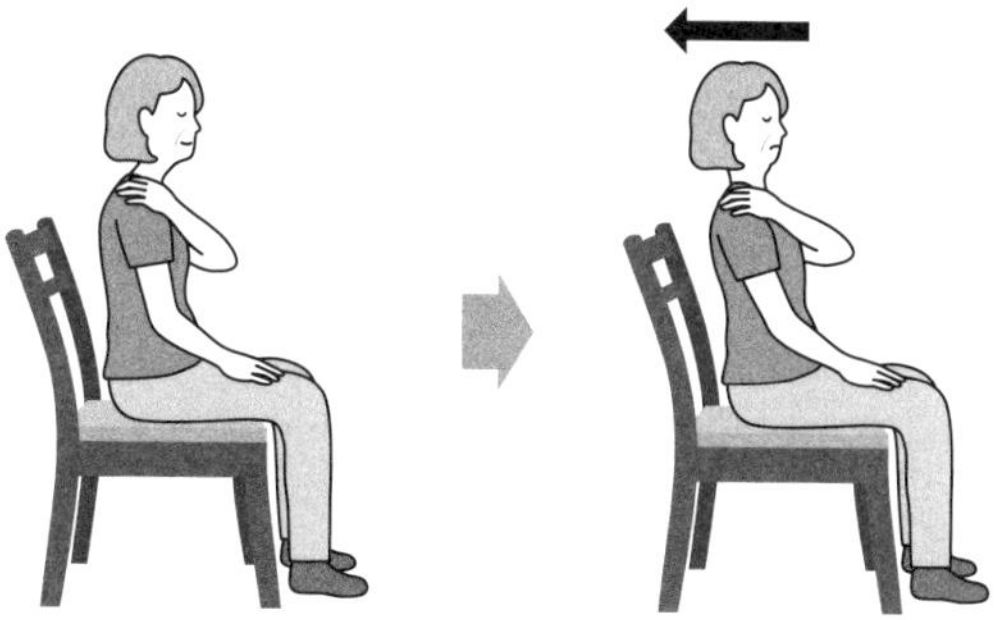

資料30　❹ 首傾き改善体操

左側に首が傾いている人は右手を（右側に首が傾いている人は左手を）頭の上に置きます。

ゆっくり右に（左に）首を倒していきます。

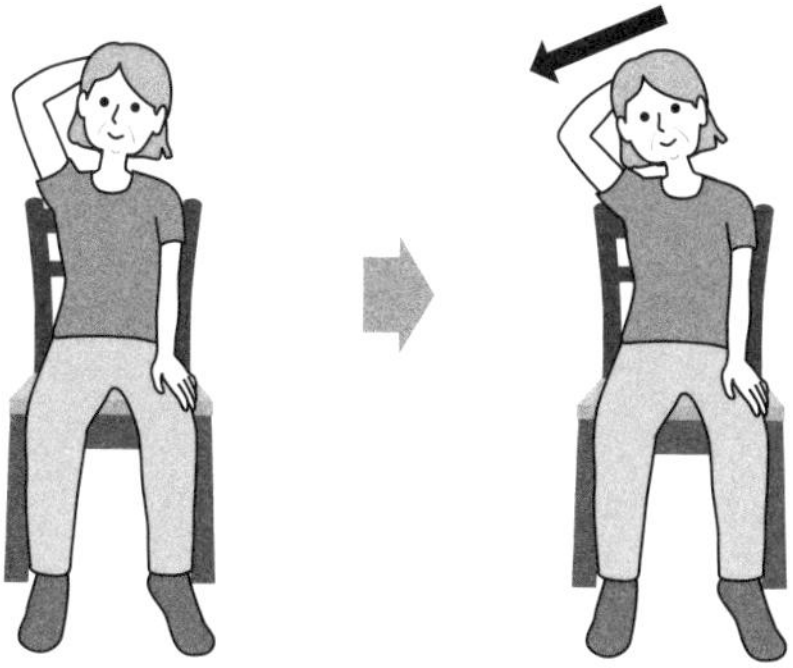

資料31　❺ 体傾き改善体操

左側に体が傾いている人は右手で（右側に体が傾いている人は左手で）椅子を軽くつかみます。

左手を（右手を）上げて、ゆっくり体を右に（左に）倒していきます。

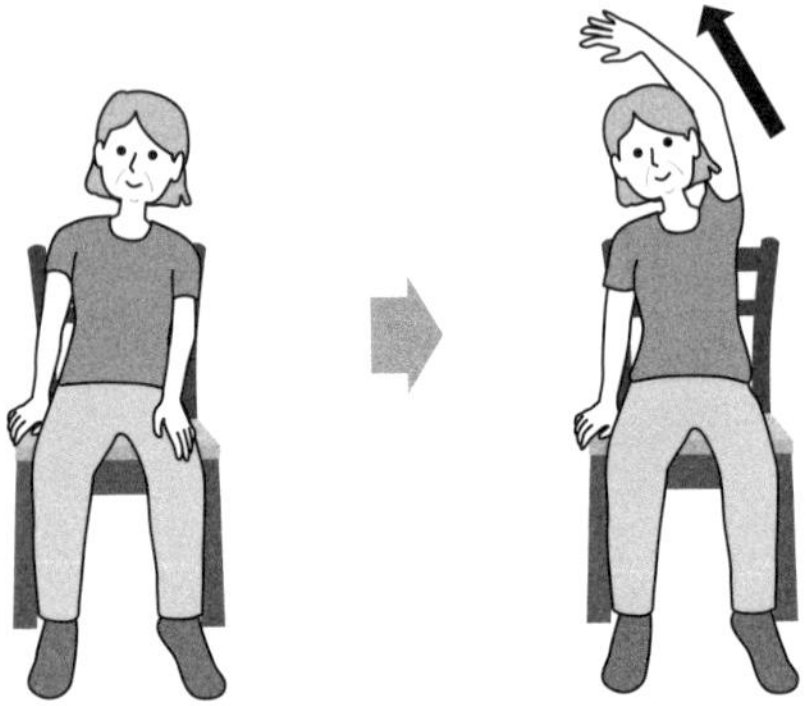

4　専門職につながる

①歯科医院に行けない人はどうする？

訪問歯科医をどうやって探すか

口の衰えに気づいたとき、自分で対処できる場合はいいのですが、自分では対処できないこともあるでしょう。そのような場合には、専門職につながることが大事です。

しかし、「口の機能が衰えた」「うまく食べられない」といった困りごとがあるとき、誰に、どうやってつながればいいか、よくわからないかもしれません。

そこで、ここでは専門職へのつながり方を述べておきましょう。

初めに、訪問歯科医と訪問歯科衛生士です。

「口の機能が衰えた」「うまく食べられない」などの困りごとは、まず歯科医に相談するのが基本で、自力で歯科医院に行けない場合は、訪問歯科診療を依頼します。とはいえ、訪問歯科医がどこにいるか、わかりませんよね？

訪問歯科診療が必要になったとき、かかりつけの歯科医院がある人は、まずそこに、訪問診療をしてくれるかどうか聞いてみてください。聞くのは本人でも家族でも構いませんし、電話でも結構です。訪問をしている歯科医院では、待合室などに訪問診療を行っている旨、告知してあることもあります。

ちなみに、訪問歯科診療には「往診」と「在宅診療」があります。往診は突発的な訪問治療、在宅診療は定期的な訪問治療のことです。

かかりつけの歯科医院がない人は、近所によさそうな歯科医院があったら、そこに聞いてみてもいいでしょう。訪問診療の場合、家から近いのはメリットです。何かあったらすぐ来てもらえますし、相談にも行けますから。

心当たりの歯科医院がない場合は、**お住まいの市区町村の歯科医師会**に相談してみてください。市区町村の歯科医師会の連絡先電話番号などは、ネットで検索すると出てきます。歯科医師会によっては、訪問診療をしている歯科医院をウエブサイト上でわかるようにしているところもあります。

介護保険を使っている人は、ケアマネジャーに相談してください。要望を伝えればいろいろ教えてもらえるはずです。

歯科衛生士は、訪問歯科診療を行った歯科医師の指示に基づいて、患者さんの家を訪問します。訪問する際はいつも歯科医師と一緒というわけではなく、歯科衛生士単独での訪問も認められています。たとえば、脳梗塞の後遺症で麻痺が残っているような場合、歯科衛生士が定期的に入って、口腔ケアや口腔リハビリを行います。

歯科衛生士が行うのは、主に患者さんの口腔ケアと、口腔機能の向上のための訓練です。それに加えて、口腔ケアの方法を患者さん本人や家族に教えたり、口腔ケア用品に関する情報を提供したりもします。

訪問歯科衛生士につながるには、訪問歯科医またはケアマネジャーに、「定期的に口腔ケアをしてほしい」など、要望を伝えて相談してください。

訪問歯科診療を受けられる条件は

訪問歯科診療は、何らかの身体的・精神的理由で通院できない患者さんに対して認められています。自分で診療所に行ける人は、対象外です。そのため、訪問歯科診療を受けている患者さんは、ほとんどが高齢者です。

帰省した折などに親御さんの様子を見て、「入れ歯が合っていないみたいだけれど、歩行器を使えば歩ける。訪問診療の対象になるのだろうか?」などと迷ったら、すぐ歯科医に相談してください。

「その状態なら来てください」となるか、「それなら行きましょう」となるかは状態しだいですが、まずは相談することが先決です。迷っている間に時間が経つと、どんどん口の状態が悪化してしまいます。

要介護のご家族がいて、この本を読んで口の中を見てみたら、とんでもないことになっていた、というような場合は、やはりすぐ歯科医に相談してください。口腔ケアをしていない口の中は非常に脆《もろ》くなっていますから、自己流で歯磨きをしてあげたりすると、かえって傷《いた》めてしまって取り返しのつかないことになる場合があります。歯科医に診てもらい、家庭でのケア方法を聞いてから、実行してください。

また、歯科医が訪問歯科診療に行ける範囲は、歯科医院から直線距離で16キロ以内と決められています。都市部ならほとんど問題ありませんが、島嶼《とうしょ》部《ぶ》などでは難しいこともありますから、注意が必要です。16キロを超えると、自費診療になってしまうことがあります。

外来診療と訪問診療の違いとは

歯科医も歯科衛生士も、外来と訪問に資格の違いがあるわけではありません。ただ、歯科医院での診療と在宅での診療は、目的も、求められるスキルも、使える器具も異なります。使える器具は、もちろん在宅の方が少ないし、簡単なものになりますから、インプラントの抜去などは在宅ではできません。治療法も、歯科医院に来た患者さんの場合、たとえば折れた歯をそのままにすることはまずありませんが、在宅では折れたままにするという選択肢もあります。患者さんの体調や、口から食べているかどうかなどによって、どう処置するかが異なるのです。

こうした点も違うのですが、いちばん大きな違いは、診療の目的でしょう。歯科医院では、悪いところを全部治して、口の状態をよりよくして再スタート、というのが目的になりますが、在宅の場合はそれが目的ではありません。訪問歯科の目的は、その人の生活を支えること、生活の質を上げることです。

したがって、歯を治すだけでなく、「椅子の高さが合っていないから、福祉用具専門相談員に見てもらいましょう」とか、「少しやせてきましたね。お魚やお肉をできるだけ食べるようにしてください」といった提案やアドバイスをすることもあります。生活全般に目配りし、困りごとがあったら、それを解決できる専門職につなぐ必要があるわけで、それが訪問歯科医に求められるスキルでもあります。

②そのほかの専門職につながるには

基本は主治医かケアマネジャー

食べることや飲み込むことに障害があって、なんらかの支援やリハビリが必要な場合、いったい誰に助けを求めればいいのでしょうか？

摂食嚥下障害と一口に言っても、口腔環境や口腔機能に問題がある場合は歯科医や歯科衛生士、姿勢に問題がある場合は理学療法士、動作に問題がある場合は作業療法士、車椅子などの用具に問題がある場合は福祉用具専門相談員、栄養や食形態に問題がある場合は管理栄養士、薬の影響がある場合は薬剤師と、原因によって対処する専門職が異なります。

しかし自分たちでは、障害の原因がどこにあるのか、どんな専門職に来てもらえばいいのか、よくわからないと思います。

したがって、食べることや飲み込むことに問題が生じたときは、まず主治医に相談してください。歯科にかかっている場合は、歯科医でも結構です。要介護認定を受けている人はケアマネジャーに、要支援認定を受けている人は地域包括支援センターに相談してください。現状で医療も介護も利用していない場合は、地域の保健センターに相談するか、近くの歯科医院を受診して、相談してください。

基本的にはこれで、専門職につながれるはずです。ただ、専門職といっても、なかには摂食嚥下や食支援についてよく知らない人もいますし、実際にはほとんど人がいない職種もあります。

そこで、いくつか注意点を述べておきましょう。まず、管理栄養士についてです。

「訪問栄養指導」というサービスはあるものの

大きな病院には必ず管理栄養士がいますから、入院中の食事は食形態や栄養が考慮されているのが基本です。ところが、退院して在宅療養になってから、栄養管理をしてほしいと思っても、なかなか難しいのが現実です。

原因は2つあって、訪問栄養指導の存在を知らない人が多いことと、訪問管理栄養士が少ないことです。ケアマネジャーですら、訪問栄養指導を知らないことがあります。

訪問栄養指導を依頼する人が増えれば、訪問管理栄養士も増えると思いますが、今は依頼が少なすぎて、訪問だけでは食べていけないため、訪問専門の管理栄養士はほぼ皆無。病院などに所属する管理栄養士がわずかに訪問もやっている、という状態です。

では、在宅療養で栄養のことを相談したい場合、どうすればいいでしょうか？

訪問看護師が入っている場合は、訪問看護師に相談してみてください。人にもよりますが、栄養面のアドバイスをしてもらえることもあります。

また、すべて家庭でなんとかしようと思わずに、配食サービスを利用するのも一つの手です。ソフト食はカロリーが低いなど注意点はありますが、栄養バランスや塩分などに配慮されたお弁当を取ることで、ある程度は栄養の問題を解決できます。

訪問薬剤師がしてくれること

薬局に行けば薬剤師はいますが、訪問してくれる薬剤師となると「どこにいるかわからない」という人が多いと思います。実は、訪問薬剤師は、基本的には調剤薬局にいます。ただし、どの調剤薬局にもいるというわけではありません。

とはいえ、高齢化に伴って在宅医療や在宅介護を受ける人が増えていることから、訪問薬剤管理のニーズも高まっていて、訪問薬剤師も増えつつあります。訪問薬剤管理を受けられるのは、自力で通院できない人や薬を取りに行けない人、認知症があって薬の管理ができない人などです。

訪問薬剤師がするのは、一言で言えば「服薬管理」ですが、内容は多岐にわたります。

医師に処方された薬を、飲みやすいように形状を変えたり、複数の薬を一包化したりする。患者さんや家族に、薬の使用状況や副作用の有無を確認し、薬を変える必要があればそれを医師に伝える。かかりつけ医が複数ある場合は、処方内容を確認して、重複や配合禁忌（同時に服用してはいけない薬）があれば医師に伝えて対処する。風邪薬などの一般薬やサプリメントとの飲み合わせをチェックする。薬の保管状況や、飲み残しをチェックする。認知症のある人などには、箱やウォールポケットなどを使って、曜日や飲むタイミングごとに薬を分けてセットする。といったことを行うのです。

高齢の親が離れて暮らしている場合、特に、認知症があって独居の場合などは、薬をちゃんと飲めているか、誤って一度に大量に飲んだりしないかと、不安が大きいと思います。そのようなときは、訪問薬剤管理を介護サービスに入れるといいかもしれません。

理学療法士への依頼の仕方

理学療法士は姿勢の専門家です。飲み込みがスムーズにいくかどうかは、姿勢に大きく左右されますから、摂食嚥下に問題がある場合は、理学療法士に姿勢を見てもらえれば安心です。

ただ、「食事の姿勢を見てください」と理学療法士に言っても、「え？ それはできません」と言われてしまうかもしれません。というのは、自分の仕事と食事が結びついていないからです。

第3章に登場した理学療法士の越後さんは、次のように言っています。

「食事姿勢を見てほしいと言われても、ほとんどの理学療法士は意味がわからないと思います。ですから、『食事姿勢といっても、食事は見なくていいんです、姿勢を見てください』と言っていただいた方がいい。食事する姿を見て、横に傾いているのがわかれば、理学療法士なら治すことができます。ああ、この人は坐骨の高さに差があるから、こちら側に少し詰め物をしましょうなどと、すぐに解決策を提示してくれるはずです」

これは、食支援における多職種連携がまだまだ知られていない証拠で、私としてはもっと頑張らなければいけないのですが……。専門職の力を引き出すには、その人にわかる言葉で伝えることも大事です。

見つけて、つながる

本書でご紹介した専門職以外にも、言語聴覚士、保健師、社会福祉士、介護福祉士、食器メーカーや食品メーカーの開発者など、食支援に関わる専門職はたくさんあります。

考えられる限り多様な職種の人たちが連携して、最期まで口から食べられる街を実現することを私は目指していますが、専門職だけではできないことがあります。それが「ＭＴＫ＆Ｈ」の「Ｍ」と「Ｔ」、見つけてつながることです。

専門職も、食支援の必要な人を見つけることはできます。ただしそれは、自分たちが関わった患者さんや、その周辺の人たちなどです。本当に食支援が必要な人は、ともすれば専門職の目に留まらないところにいて、その人たちを見つけられるのはみなさんです。

ですからみなさんには、家族や友人や近隣の人に食支援が必要になったら、あるいは自分自身に食支援が必要になったら、それを見つけて専門職につないでいただきたいと思います。それが「死ぬまで口で、噛んで食べる」ために今日からできる、最も大切なことの一つです。

あとがき

今回、このような出版という素晴らしい機会を得て、改めて口から食べることについて考えてみました。多くの方が当たり前と思って意識もしないくらいのことです。しかし、いざ、食べることが困難になってくると衝撃を受けます。好きなものが思いっきり食べられない、頬《ほお》張《ば》れない、そしてむせて苦しくなってしまう。そこで気づくのです。食べることは大切なことだったのだと。

一般的に歯科というのは食べることに直結していて、そのプロフェッショナルと考えられるかもしれません。しかし、僕自身は訪問診療を始めるまで、「食」がこれほどまでに大切なことだとは思っていませんでした。

診療室にも入れ歯でお困りの方は多く来ます。「痛くて噛めないんです」「噛み切れないんです」「外れるんです」と訴えておられましたが、診療室では入れ歯の問題にすり替わっていました。訪問をして、その方の家の中に入り、においや空気を感じて初めて、生活が見えてくるのです。そこで気づくのです。食べることは大切なことだったのだと。

食をめぐる現場は喜怒哀楽がうごめく世界です。多くの喜びや悲しみの場面にも遭遇しました。たった一口、しかもティースプーンくらいのゼリーが飲み込めた瞬間、そのお母さんに抱きついた娘さんもいました。それこそが生きている姿だったのです。そこで気づくのです。食べることは大切なことだったのだと。

口から食べることは多くの方にとっては当たり前のことです。だからその大切さに気づきにくいのです。でも、ここで気づいてください。食べることは生活、いや、生きることそのものだと言ってもいいかもしれません。

さて、日本人は海外のことをリスペクトしすぎて、日本のよさをあまり知りません。何カ国か海外に行きましたが、日本人ほど食べることを大切にしている国はないと思っています。美味しい料理、見た目、食感にこだわり、健康、そしてマナーも大切にする。こんな日本人だからこそ、日本の食支援というものがあるのです。これは間違いなく世界基準です。今、各地で専門職が、自分たちの地域に合った食支援の形を構築しつつあります。そうなのです。みなさんの周りに世界に誇れる食支援があるのです。

まずはみなさん、食べることが素晴らしいことだと気づいてください。それから正しい知識を少し入れ、食に対する意識を少し高めていきましょう。それによって世界に誇れる食支援と出会えるのです。

僕は31歳から訪問診療を始め、すでに50も半ばになってきました。この間、ずっと食支援の現場にいました。

最初に拝見していた方たちは明治40年代から大正前半世代。今では戦中戦後世代の方も多くいます。本当に幅広い世代の方たちと接してきました。

しかし、何も変わっていません。ただの１ミリも変わっていません。食べることは大切なことなのです。好きなものを食べているからこそ生きている実感が湧くのです。

僕の仕事は「食べること　生きること」を支える仕事です。今思うと歯医者になろうと思ったとき、こんな自分の姿は想像していませんでした。でも、今では思っています。天職をつかみ取ったと。

だからこそ、引退をするその瞬間まで「食べること　生きること」にこだわり続けたいと思っています。

今回、圧倒的な取材力で僕をリードして下さった佐々木とく子様、しっかりサポートして下さった光文社の草薙麻友子様、藤あすか様に深く感謝いたします。

最後に、新宿食支援研究会のメンバーのみなさん、全国各地で食支援活動を実践されているみなさん、僕たちの仕事は素晴らしい仕事です。たとえ１００年後であっても誇れる仕事です。苦しいこと、つらいことがあっても胸を張って進みましょう。「最期まで口から食べられる国、日本」を目指して。

【参考文献】

第1章　46頁（＊1）

Shiga H, Kobayashi Y, Arakawa I, et al. Relationship between hardness of food and brain blood flow. J Dent Res 2005; 84(special issue B): 1523.

第2章　86頁（＊2）

Nakagawa T, et al. High incidence of pneumonia in elderly patients with basal ganglia infarction. Arch Intern Med, Vol.157, 321-324, 1997.

第2章　86頁（＊3）

Kikuchi R, Watabe N, Konno T, et al. High incidence of silent aspiration in elderly patients with communit-acquired pneumonia. Am J Respir Crit Care Med 150: 251-253, 1994.

【参考文献】

第3章　196頁（＊4）
本間済、河野正司、武川友紀、小林博、櫻井直樹「煎餅を用いた食塊形成能力からみた咀嚼能力評価法」『日本顎口腔機能学会雑誌』２００４年10巻2号、151〜160頁。

第3章　210頁（＊5）
千葉由美、山脇正永ほか「全国における摂食・嚥下障害高齢者と関連症状の発生率に関する検討」『日本摂食・嚥下リハビリテーション学会雑誌』２００７年11巻3号、249頁。

公益財団法人８０２０推進財団ホームページ
公益財団法人８０２０推進財団小冊子「はじめよう口腔ケア」
公益財団法人８０２０推進財団小冊子「歯とお口からはじめるアンチエイジング」

五島朋幸（ごとうともゆき）

1965年広島県生まれ。日本歯科大学卒業。博士（歯学）。歯科医師、ふれあい歯科ごとう代表。新宿食支援研究会代表。株式会社WinWin代表取締役。日本歯科大学附属病院口腔リハビリテーション科臨床准教授。東京医科歯科大学、慶応大学非常勤講師。1997年より訪問歯科診療に積極的に取り組み、2003年ふれあい歯科ごとうを開設。地域ケアを自身のテーマとし、クリニックを拠点にさまざまな試みを行い、理想のケアのかたちを追求している。2003年よりラジオ番組『ドクターごとうの熱血訪問クリニック』パーソナリティーも務める。著書に『愛は自転車に乗って』『訪問歯科ドクターごとう①』（以上、大隅書店）、共著に『口腔ケア○と×』（中央法規出版）、『食べることと生きること』（監修、北隆館）など多数。

死《し》ぬまで噛《か》んで食《た》べる　誤嚥性肺炎《ごえんせいはいえん》を防《ふせ》ぐ12の鉄則《てっそく》

2021年2月28日初版1刷発行

著　者 —— 五島朋幸
発行者 —— 田邉浩司
装　幀 —— アラン・チャン
印刷所 —— 堀内印刷
製本所 —— ナショナル製本
発行所 —— 株式会社光文社
東京都文京区音羽1-16-6（〒112-8011）
https://www.kobunsha.com/
電　話 —— 編集部03(5395)8289　書籍販売部03(5395)8116
業務部03(5395)8125
メール —— sinsyo@kobunsha.com

ISBN 978-4-334-04523-4

1094
新型コロナはアートをどう変えるか
宮津大輔

世界のアート市場は、新型コロナウイルスの蔓延によってその姿を一変させた。アートはこれからどう変化するのか——。歴史・社会・経済を通して、アート市場の未来を大胆に予測。

978-4-334-04501-2

1095
室温を2度上げると健康寿命は４歳のびる
笹井恵里子

寒い家に住んでいると早死にする!? 最新の研究結果を元に頻尿、不眠、寝つきの悪さ、高血圧、アレルギーなどを「住環境」で改善させるアイデアを提案する日本人必読の一冊。

978-4-334-04502-9

1096
税金下げろ、規制をなくせ
日本経済復活の処方箋
渡瀬裕哉

日本が不況から脱出できないのは「税金と規制」の問題だ。この国では「増税はやむなし」なのか？ 日本が打つべき手とは？ 俊英の政治アナリストが、私たちに刷り込まれた洗脳を解く！

978-4-334-04503-6

1097
20年で元本３００倍 お金が集まる５つの原則
秋山哲

誰でも資産が増える投資商品とは？ 優良な投資先に共通する３つの特徴とは？ 元本３００倍の個人投資家が「投資」を中心に、お金の不安を解消する５つのルールを伝授する！

978-4-334-04504-3

1098
下町はなぜ人を惹きつけるのか？
「懐かしさ」の正体
三浦展

明治維新の30年後に「ふるさと」が注目され、敗戦の30年後に「下町」が発見された。工場の煙が立ち上る近代の象徴だった下町がノスタルジーの対象となるまでの実像を綴る。

978-4-334-04505-0

光文社新書

1099
山本太郎とＮ国党
ＳＮＳが変える民主主義
真鍋厚

彼らは本当に「ポピュリスト」と切り捨てていい存在なのか。この時代に彼らが国会で議席を得たのは偶然か。ＳＮＳ全盛時代の民主主義のあり方を問う、新しい切り口の政治論。

978-4-334-04508-1

1100
「宇宙の音楽」を聴く
指揮者の思考法
伊藤玲阿奈

時代の変化にどう柔軟に対応するか？　二〇歳を過ぎて音楽家への道を選び、ニューヨークで戦ってきた指揮者が綴る、成功と失敗の概念を超える「しなやかな思考」のつくりかた。

978-4-334-04506-7

1101
Ｚ世代
若者はなぜインスタ・ＴｉｋＴｏｋにハマるのか？
原田曜平

「Ｚ世代」は「ゆとり世代」と何が違うのか？　世代人口が少ないにもかかわらず、彼らの発信力・拡散力はなぜ巨大なのか？「スマホ第一世代」を若者研究の第一人者が徹底分析。

978-4-334-04507-4

1102
教養としての腕時計選び
篠田哲生

そこかしこで時刻を確認することができる時代、人は何のために腕時計を身につけるのか。成熟した大人の身だしなみ、あるいは「教養」としてとらえ直し、時計選びのセンスを高める。

978-4-334-04510-4

1103
知らないと恥をかく「性」の新常識
齋藤賢

#MeTooをはじめとした近年の様々なムーブメントの分析や、多彩なアクティビストへのインタビューなどを通じ、「性」をめぐるこの国の現在地を鮮やかに執り出すルポ&批評。

978-4-334-04511-1

1104

警察官の出世と人事

古野まほろ

「階級」だけでは見えてこない、複雑な「警察官の出世と人事」の仕組みを、元警察官僚のミステリ作家が徹底解説。企業の人事担当者、出世が気になるビジネスパーソンも必読！

978-4-334-04512-8

1105

定年前、しなくていい5つのこと

「定年の常識」にダマされるな！

大江英樹

年金は破綻しない、地域デビューは危険、夫婦で旅行もいらない……人気経済コラムニストが「不安に駆られてしない方がいいこと」を、経験と豊富な取材に基づき、5つの分野で具体的に指南。

978-4-334-04513-5

1106

人類はふたたび月を目指す

春山純一

今、月を目指す国や民間企業が世界で続々と現れている。日本の月探査計画に携わり、「月の縦孔の発見」で世界的に知られる著者が、探査や発見をめぐるスリリングな舞台裏を綴る。

978-4-334-04514-2

1107

見るレッスン

映画史特別講義

蓮實重彥

サイレント、ドキュメンタリー、ヌーベル・バーグから現代まで１２０年を超える蓄積と向き合い、作品の最も優れた瞬間で刮目する方法を、シネフィル教授が初めて新書で指南。

978-4-334-04515-9

1108

コロナ対策 各国リーダーたちの通信簿

栗田路子　プラド夏樹
田口理穂　冨久岡ナヲ
片瀬ケイ
クローディアー真理
田中ティナ

世界が一様にパンデミックに包まれた中、各国首脳の言動には大きな違いが。そしてその違いはコロナ禍の行方も左右した。7人の海外在住ジャーナリストが綴るリーダーの素顔。

978-4-334-04516-6

光文社新書

1109
洋画家の美術史
ナカムラクニオ

あちこちの美術館や切手で見たことはあっても、実はよくは知らない「洋画」の世界。画家たちの波瀾万丈な一生を追いながら、作品と近代美術史の流れをわかりやすく解説する。

978-4-334-04517-3

1110
相続地獄
残った家族が困らない終活入門

森永卓郎

ある日突然ふりかかり、一歩間違えると泥沼にはまる相続問題。自身の経験をもとに、今日からできる森永流・生前整理術を伝授する新時代の「相続の教科書」。

978-4-334-04518-0

1111
がんを瞬時に破壊する 光免疫療法
身体にやさしい新治療が医療を変える

小林久隆

新しいがんの治療法が世界で注目を集めている。どのような治療法なのか？ 身体への負担や副作用は？ 転移・再発の可能性は？ アメリカ国立衛生研究所の日本人開発者が初めて綴る。

978-4-334-04519-7

1112
誤読のイタリア
ディエゴ・マルティーナ

イタリア文化を見つめる旅は、日本文化を再発見する旅だ。夏目漱石など日本文学を愛するイタリア人が、文化の「誤読」と「正読」についてユーモアを交えて綴った心温まるエッセイ。

978-4-334-04520-3

1113
平成・令和 学生たちの社会運動
ＳＥＡＬＤｓ、民青、過激派、独自グループ

小林哲夫

２０１０年代、学生による社会運動はどのように繰り広げられたか？ かつての学生運動と何が違うのか？ ＳＥＡＬＤｓから過激派まで長期にわたる徹底取材による闘いの記録。

978-4-334-04521-0